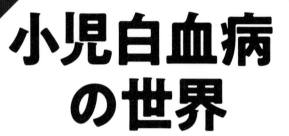

小児白血病の世界

病態の解明から治療まで

真部 淳

北海道大学大学院医学研究院小児科学教室教授

中外医学社

目次

序章　白血病入門

みなさんは白血病に対してどのようなイメージを持っていますか？

　私が白血病にかかわるようになってもう 30 年以上がたちました．医学部の学生たちは実に様々な病気について教わるのですが，私にとって白血病の第一印象はというと，それは単に有名な恐ろしい病気以外の何ものでもありませんでした．「白血病は血液のがんであり，最近は治ることも珍しくなくなってきたが，依然として極めて予後不良の疾患である」と認識されていました．ただ医学部 6 年生の授業で血液内科の先生が様々な種類の白血病細胞の顕微鏡写真を見せてくださったのですが，その極彩色の世界は意外にも，恐ろしいというよりは美しいともいえるものでしたので，強く脳裏に焼き付きました．

　北海道大学卒業後，私は聖路加国際病院で小児科医としての研修を始めたのですが，驚いたことに病棟にはたくさんの白血病の子どもたちがいました．しかも約半分の患者さんは治って退院していくのでした．頭では治ることもあることはわかっていたのですが，目の前の患者さんをみると，ちょっと信じられない感じでした．一方，残りの半分の患者さんは，長い闘病の末に亡くなってしまうのでした．ただ，この頃は聖路加の小児科は部長であった西村昴三先生の指導のもと，小児がんのターミナルケアのメッカとして知られていましたので，よその病院で再発してから移ってきた子どもたちも多かったのです．最初に受け持ったそのような患者さんたちには実に様々なことを教えてもらいました．今の私の医療者としての立脚点ともいえると思います．

　さて，4 年間の卒後研修の後半に小児科の中のサブスペシャリティを決めなければなりません．神経疾患にしようか代謝疾患にしようか新生児医療にしようか，など悩みましたが，その頃の私のメンターであった細谷亮太先生（前小児科部長）の，「白血病こそは病気中の病気だよ．まだ治らない子どもたちのためにがんばってみたら」との一言で小児がんを選びました．

その後，私はイタリアやアメリカに留学したり，東京大学医科学研究所にも7年間世話になったりと，様々な基礎的な研究と臨床の経験を積んできたのですが，その間に白血病を取り巻く環境は大きく変わってきました．まず染色体検査や遺伝子検査，モノクローナル抗体の応用などにより，細胞を検索する技術の精度が上がり，白血病の診断・分類法が大きく発展しました．白血病モデルマウスの開発や細胞内のシグナル伝達など分子生物学的な解明が深化し，白血病の本態に迫るような研究が活発になってきました．抗がん剤に対する理解の高まりや骨髄移植療法の採用により，患者さんの治癒率の大幅な向上がありました．現在，小児の白血病で最も多い急性リンパ性白血病の治癒率は90％に迫ります．また以上の技術の発展に加えて主に多施設共同のグループ研究が科学的に行われるようになり，白血病の予後因子（治りやすさを決めるファクター）が次々に明らかになってきました．今では全ての白血病の患者さんを同じ方法で治療することはありません．それぞれの患者さんの予後因子を検討し，治りやすい人は弱い治療，治りにくい人は骨髄移植などの強い治療を行うようになってきました．そのことは白血病が治った後の晩期合併症（後遺症ともいう）を減らすことにも結びつきます．

　本書はこのように過去数十年に大きな発展をとげた白血病について，基礎的な研究の成果がどのように臨床の進歩に貢献したかをまとめたものです．話は1845年の白血病の発見に遡ります．もっともこの時はまだ血液細胞そのものの概念も確立されておらず，白血病では血液の中の赤くはない小さな物が異常に増えるということしかわかりませんでした．この小さな物は細菌感染で増加することが多いので，当初白血病は何らかの感染症であろうと考えられました．その後，血液細胞の染色法の発達により，白血病は感染症ではなく未熟な白血球が増加する疾患であり，また様々な種類のあることがわかってきました．そのうちに血液細胞は骨髄で作られることが明らかになり，白血病の病気の首座は骨髄にあること，白血病は悪性腫瘍であり，すなわち骨髄の「がん」であることがわかりました．第二次世界大戦で広島と長崎に原子爆弾が投下され，その後，被爆者の多くに白血病が発症しました．このこともきっかけになり，ウイルス感染説も含めて白血病の原因が精力的に研究されましたが，今もって大部分の患者さんにおいて原因は不明です．ただし，少なくとも小児白血病の多くにおいて，白血病を発症する最初の細胞（異常クローン細胞）は母親の子宮内，すなわち胎児期に発生することが示されています．これは一卵性双生児の白血病細胞の検討で明らかになりました．とはいえ，このような異常

JCOPY 498-22532

クローンを有する子どもたちのうち後に本当に白血病になるのはごくわずかです．

　ところで，白血病を含む全てのがんは，ただ 1 つの細胞（これをクローンと呼ぶ）が増殖することにより発症します．20 世紀中頃から免疫学が爆発的に進化しました．中でも画期的だったのはリンパ球の抗体産生の理論で，利根川進先生が解明したものです．すべてのリンパ球はただ 1 つのターゲット（これを抗原という）に対する抗体を産生するようにできており，それは免疫グロブリン遺伝子の再構成という極めて特徴的なメカニズムによります．利根川先生はこの仕事でノーベル賞を受賞されました．先に述べたようにリンパ性白血病はリンパ球のクローン性疾患ですから，遺伝子再構成を調べることにより，白血病細胞の性質がよくわかるのみならず，顕微鏡では検出できない程度の少ない白血病細胞の定量が可能になりました．

　骨髄には造血幹細胞が存在し，その細胞は自己複製をする一方，赤血球・白血球・血小板の 3 系統の血液細胞に分化するという極めて特殊な細胞であることがわかってきました．白血病細胞の研究は，このような正常造血の研究と手を携えて進歩したともいえます．血液細胞の増殖を促すホルモン用物質（サイトカイン）は正常の好中球（細菌を食べる白血球）を増やすのみならずある種の白血病細胞を増やすとか，小児のみでみられる若年性骨髄単球性白血病ではサイトカインがない状態でも GM–CSF（顆粒球マクロファージコロニー刺激因子）というサイトカインの受容体タンパクのシグナル伝達が恒常的に活性化していることがわかってきました．あるいはヒトの白血病細胞を免疫不全マウスに移植する実験は，ヒトの造血幹細胞を免疫不全マウスに移植する研究を応用したものです．

　白血病の治療の歴史をたどると，それは失望の連続であったことがわかります．19 世紀後半にはヒ素製剤が用いられ，ある程度の効果が示されました．ついで1900 年前後からは発見されたばかりの X 線が用いられました．慢性白血病では脾臓が大きいことが多く，その脾臓に対する照射が行われましたが，最終的な予後の改善には寄与しませんでした．第一次世界大戦において開発されたまさに非人道的な毒ガスは，次の大戦中にナイトロジェンマスタードという静脈注射の可能な製剤となり，慢性白血病や悪性リンパ腫に対する効果が示されました．この系統の製剤はアルキル化薬と呼ばれる一連の抗がん剤の開発に結びつきました．一方，白血病細胞は葉酸というビタミンがないと増殖できないという研究成果をもとに（この実

験結果は誤りだったという説もある），葉酸の働きを抑える薬剤としてアミノプテリンという薬剤が開発され，1948年に小児白血病に効果のあることが示されました．この薬剤は後に様々な代謝拮抗薬の開発の先駆となりました．この後，10年に一度くらいの頻度で現れる新薬が組み込まれて現在の多剤併用化学療法が確立していった様子は，まさに戦後の医学の勝利の1つと考えられています．戦争が終わって初めて人々の関心が医療に向かったということでしょう．

　このように予後が格段によくなった白血病ですが，抗がん剤を中心とした治療には弱点もあります．すなわち抗がん剤は白血病細胞だけではなく，正常細胞にも影響を与え，短期的（脱毛，骨髄抑制など）にも長期的（心臓の負担，不妊など）にも問題が起こりえます．がん細胞は全て遺伝子異常から発生することがわかっています．21世紀に入ってヒトのゲノムがすべて解析されたことにより，がん細胞でも全ての遺伝子を網羅的に調べることが可能になりました．現在世界中の研究者が目指しているのは，正常細胞にはなく，がん細胞だけにみられる遺伝子異常をターゲットにした治療法の開発です．実際に成人に多い慢性骨髄性白血病では *bcr/abl* 遺伝子という，正常細胞にはない異常遺伝子産物を攻撃する経口の薬剤（イマチニブ）が開発され，目覚ましい効果が得られるようになりました．

　通常のがん（固形腫瘍）ではがん細胞を得るために手術が必要です．白血病は採血あるいは骨髄穿刺検査で比較的容易にがん細胞を採取できることから，がんのプロトタイプとして大掛かりに研究の対象とされてきました．また白血病は文芸や映画などに頻繁に登場するなど社会的な関心も高い病気であり，そのことが科学研究の後押しをしてきた面もあります．白血病研究の成果を知ることは他のがん研究の推進にも大きなヒントを与えるものと思われます．一方造血幹細胞の研究成果は，今後花が咲くと期待されているES細胞（胚性幹細胞）やiPS細胞の研究にとって先駆的な意義があると考えられます．

　前置きが長くなりました．それではみなさんをめくるめく白血病ワールドにご案内しましょう．

JCOPY 498-22532

白血病の歴史

1. 白血病─名前と概念の始まり

I それは 1845 年に始まった

　医学の歴史を紐解くと，新たな発明・発見は往々にしてほぼ同時に起きることが多いことに驚かされます．文献上，白血病は 1845 年にイギリスのベネット（John Hughes Bennett 1812-1875）とドイツのウイルヒョウ（Rudolf Virchow 1821-1902）により，わずか 6 週間違いで発表されました（Bennett JH. Case of hypertrophy of the spleen and liver, in which death took place from suppuration of the blood. Edinburgh Med Surg J. 1845; 64: 413-23）（Virchow R. Weisses Blut. Froriep's Notizien. 1845; 36: 151-6）．いずれの論文でも記載された患者は巨大な脾腫と激しい出血症状を呈して亡くなっており，血液中には好中球を主とする白血球の著しい増加があったというので，現在でいう急性骨髄性白血病あるいは慢性骨髄性白血病であった可能性が高いと思われます．好中球は感染症でみられるいわゆる膿（"うみ"のこと）の主成分であることがわかっていたので，この疾患は感染症であろうとされる一方，別の新たな疾患である可能性もありました．実際，ベネットの論文のタイトルは，患者は血液の化膿によって死亡したと書かれていますが，ウイルヒョウはこれをドイツ語で「白い血液」と書きました．2 年後の 1847 年にウイルヒョウは自らこの「白い血」という概念を，ギリシャ語を用いて leukemia（白血病）と命名したのでした．このウイルヒョウは 19 世紀を代表するドイツの大病理学者でしたが，ベネットはさほど有名ではありません．話は飛びますが，20 世紀の後半に白血病を顕微鏡所見に基づいて分類することが始まりました．その第一弾はいわゆる FAB 分類（French-American-British 分類）と呼ばれ，日本やドイツの学者たちは，戦勝国の分類だなどと揶揄したりもしました〔Bennett JM. Proposals for the classification of the acute leukaemias. French-American-

British (FAB) co-operative group. Br J Haematol. 1976; 33: 451-8〕. アメリカ代表は John Bennett で，とても高名な病理学者ですが，後に筆者も知遇を得ました．ある時彼に「あなたは，あの白血病を初めて記載した John Hughes Bennett の親戚ではないのか？」と尋ねてみたところ，「みんながその質問をするのだが，全く関係ないのだよ」とおっしゃっていました．この白血病分類については後述しますが，現在はその後継版として WHO 分類が作られています．全世界で使えそうな名前になったわけです．

　話が逸れました．その後の論争を述べると，この増加している血液細胞はどこから来るかが問題となりました．当時はまだ血液細胞を染色する技術がなかったので，各血液細胞の区別が困難でした．その上，血液細胞を産生する場所も，現在ではもちろん，骨髄であることはわかっていますが，当時はわかっていませんでした．ですから，白血病では脾臓とリンパ節が増大するので，白血病細胞は脾臓やリンパ節で産生されるとの意見も出されました．一方で，身体中を膿が何カ月も循環しているのはおかしいので，白血病は感染症ではなく，他のもの，新生物（neoplasia，がん）であろうとの意見も出てきたのでした．当時は様々なことが考えられていたようで，赤血球は白血球から分化するというものもあり，白血病ではこの分化がストップするために白血球が増加して赤血球が減少するというモデルも提唱されたようです．その後，ウイルヒョウは，白血病には脾臓が腫大し，膿が増加する白血病（今でいう骨髄性白血病に相当するかもしれません）とリンパ節が腫大し，小型の細胞が増加する白血病（今でいうリンパ性白血病が相当するか）の 2 種類があることを唱えました．そのうち 1870 年にノイマン（Neumann）によって血液細胞は骨髄で作られることが示され，前者の脾臓の腫大が目立つ白血病は骨髄性白血病といわれるようになりました．ついで，急性白血病と慢性白血病という括りも提案され，現在の分類の原型ができてきました．1891 年のドイツのエールリッヒ（Erlich 1854-1915）による細胞の染色法の確立により，骨髄性白血病とリンパ性白血病ははっきり区別されるようになりました．また，同じ頃，スイスのオットー・ネーゲリ（Otto Naegeli 1871-1938）は骨髄芽球を発見し，血液細胞は幼若な骨髄芽球から分化することがわかりましたが，白血病でもまたこの芽球が増加していることが示されたのでした．このようにして白血病が発見され，分類が提起され，その本質がわかってくる歴史を紐解くことはとても刺激的です．この場合，細胞の染色という革命的な技術が様々な科学的な発見を惹起したともいえます．よく「必要は発明の母」といわれますが，実は「発明は必要の母」であることも多い，とはジャレド・

JCOPY 498-22532

ダイアモンドが『銃・病原菌・鉄』の中で述べていることですが，真理かもしれません．

Ⅱ　血球の発生と分化 図1

　ここで一度，血液細胞の発生と分化についておさらいしてみましょう．

　血液細胞は大きく，赤血球，白血球，血小板の3種類の細胞に分かれます．英語では red blood cell，white blood cell，platelet と呼びます．cell は通常「細胞」と訳しますが，日本語では赤血球と白血球は丸いので「球」と呼びます．ちなみに

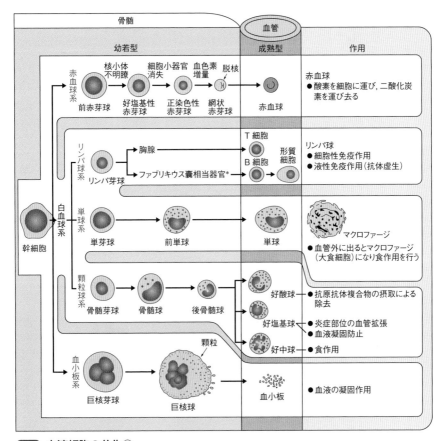

図1　血液細胞の分化①
赤血球，白血球，血小板は，すべて骨髄中にある未分化の幹細胞（造血幹細胞）から幼若型に分裂・分化し，成熟型の血球となり，血液中へ出ていく．
*ファブリキウス嚢は鳥類にみられ，哺乳類では骨髄がこれに相当する．

中国では白血球は「白細胞」と訳される場合があります．このことを知らないと，中国の人が書く「白細胞」を日本人が「白血病細胞」と混同する危険があります．いずれにせよ，これら3種類の血液細胞は全て骨髄にある造血幹細胞から発しているという概念が形成され，それが示されたのは60年ほど前のことでした．トロントのTillとMcCullochはマウスの実験で，骨髄の中には造血幹細胞からできることを示しました．その方法ですが，致死量の放射線を照射されたマウスに，他のマウスの骨髄細胞を移植（マウスの尾静脈から注射した）したところ，脾臓に肉眼でも見分けられるような血液の塊が多数生じ，マウスは死亡を免れるという実験でした．この，脾臓にできた1つ1つの塊はコロニーと呼ばれ，それぞれがたった1つの細胞が分化増殖することによって血液細胞の塊であることが示されました（Till JE, McCulloch EA. A direct measurement of the radiation sensitivity of normal mouse bone marrow cells. Radiat Res. 1961; 14: 213-22）図2．

　コロニーの源になった細胞を造血幹細胞と呼びます．幹細胞は，自己複製能と分化能を有する細胞と定義されます．これは概念としても意義深いものですが，実際に，骨髄移植などの造血幹細胞移植が可能であることを示した点でも重要な実験でした．ところで，3種類の血液細胞ですが，赤血球と血小板はいずれも1種類の細胞からなりますが，白血球は多くの細胞の総称です．すなわち，顆粒球（好中球，好酸球，好塩基球），単球・マクロファージ，リンパ球（B細胞，T細胞，NK細胞

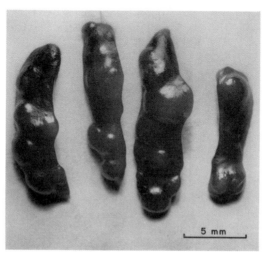

図2 マウスの脾臓のコロニー

JCOPY 498-22532

表1 血液細胞とその役割

赤血球	酸素を運搬するヘモグロビンを有する
白血球	
顆粒球	
好中球	ばい菌を貪食する
好酸球	寄生虫やアレルギーに関与する
好塩基球	役割はよくわかっていない
単球・マクロファージ	貪食，抗原の提示
リンパ球	
B 細胞	抗体の産生（液性免疫）
T 細胞	免疫の調節，殺細胞（細胞性免疫）
NK 細胞	殺細胞
血小板	止血

など）からなります **表1**.

　これらの全く機能の異なる血液細胞が誕生前の胎児期から人生の最後まで，毎日産生されているということです．そこには血液細胞を枯渇させない，あるいは産生量を調節するような賢い原理が働いていると考えられます．さらにいうと，赤血球こそ，その寿命は 120 日と長いが，顆粒球の寿命は 1 日以下と極めて短い．常時攻撃を仕掛けてくる細菌に対してどのように対処するのであろうか．この問題は，上に述べたマウスモデルから in vitro に研究の場が変化することにより，より詳細に解析が行われ，明らかになってきました．それはコロニーアッセイという実験法です．マウスあるいはヒトの骨髄細胞の全て，あるいはフローサイトメトリーにより選別された特定の細胞を寒天あるいはメチルセルロースを底面に敷きつめた，いわゆる半固形培地に播き，サイトカインや栄養を与えて 5％二酸化炭素の 37℃の培養器に入れて培養することにより，血球の分化と増殖のメカニズムがわかってきました．すなわち，骨髄の中には多能性ありは全能性といわれて，全ての血液細胞に分化できる幹細胞もあれば，少し分化して決まった細胞系列にしか分化しない造血前駆細胞もあり，それは通常 2 週間の培養後にできあがるコロニーの中の細胞を釣り上げて染色すればわかるというシステムでした．このシステムの開発には，MuCclloch の弟子であった小川真紀雄がサウスカロライナで開いた研究室に日本から多数の優秀な人材が留学したことが大きな力となりました．中でも中畑龍俊は私の東京大学医科学研究所時代の恩師ですが，1980 年代前半に，芽球コロニーという，極めて幹細胞に近い細胞を同定し，またヒトの臍帯血には，多数の造血幹細胞あるいは造血前駆細胞が含まれ，将来的には実際に患者への移植にも応用できる

可能性を示しました．この研究の流れから，造血細胞の分化と増殖には様々なサイトカインが関わっていることもわかりました．すなわち，赤血球の分化増殖に関わるエリスロポエチン，顆粒球と単球・マクロファージの分化増殖に関わるGM-CSF，顆粒球の分化・増殖に関わるG-CSF，血小板の分化・増殖に関わるトロンボポエチンといった具合にホルモンのような物質が多数みつかってきました．これらのタンパクはヒトの血清，尿，培養液の上清などから抽出されましたが，後に遺伝子がクローニングされ，それが遺伝子工学技術により大量に生産され，臨床応用されることになりました．特に東大医科学研究所の浅野茂隆はG-CSFの開発を推進し，日本におけるトランスレーショナルリサーチの嚆矢となりました．これらのサイトカインは1970年代にリンパ球の増殖を促す物質としてみつかっていたインターフェロンの仲間です．

　サイトカインがわかると次にはそれらのサイトカインに対する受容体（レセプター）をどの細胞がどの時期に発現するかという研究が進展しました．例えば，大阪大学の岸本忠三はIL-6（インターロイキン6）という炎症を引き起こす重要なサイトカインを発見し，受容体を同定し，その阻害薬を作りました．IL-6阻害薬は炎症を強く抑えるので，現在，膠原病や白血病に対するCAR T細胞療法で反応が激しく出るサイトカイン放出症候群に対して極めて効果的です（70頁参照）．以上を総合すると，血液細胞の運命はサイトカイン受容体の発現によって決定されるというモデルができあがるのですが，実際の造血の調節機構はさらに複雑でした．

　それは転写因子でした．細胞には核があり，核の中には遺伝子DNAがあります．DNAは体の全ての細胞に1セットあるのですが，実際に個々の細胞で働いている遺伝子はごく少数です．その少数の遺伝子が「転写」（トランスクリプト）されてmRNA（メッセンジャーRNA）ができる．ついで細胞質のリボソームの上でRNAが「翻訳」（トランスレート）されてアミノ酸の配列が決定される．これがいわゆる分子生物学のセントラルドグマです 図3．ここに転写を調節する分子としていわゆる「転写因子」が登場してきました．転写因子は一般に，DNAに直接結合することが可能です．造血に際して特定の細胞である転写因子の活性が高まると細胞の系列（運命）が決定されるという．例えば，ある造血前駆細胞でGATA1という転写因子の活性が高まるとその細胞は赤血球あるいは血小板に分化していくとか，Ikarosという転写因子の活性が高まるとリンパ球に向かっていくとかです．これらの関係を 図4 に示します．図で赤字はサイトカイン，太字は転写因子を示します．これで全てではないと思われますが，転写因子の研究はその後，大きく進展してい

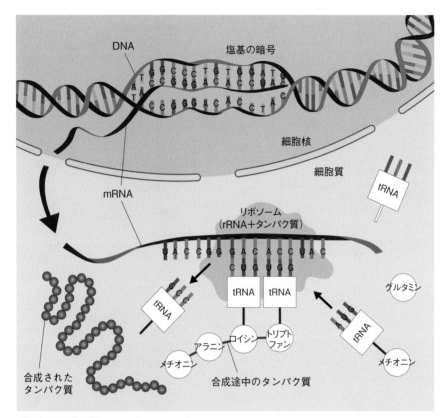

DNA 塩基の暗号

細胞核

細胞質

tRNA

mRNA

リボソーム
（rRNA＋タンパク質）

tRNA tRNA

グルタミン

tRNA

tRNA

メチオニン

合成された
タンパク質

アラニン　ロイシン　トリプト
ファン
メチオニン

合成途中のタンパク質

図3 分子生物学のセントラルドグマ

ます.

　白血病では細胞の分化が停止して，細胞は幼弱な分化段階に止まるのですが，その機序として当然発現すべき転写因子の遺伝子に変異があってそれが働かないことが多いことがわかってきました．例えば，ダウン症候群では巨核球（血小板系の祖先の細胞）系列の白血病が多いのですが，その機序として必ず *GATA1* 遺伝子の変異を伴っていることがわかりました.

　ここまでをまとめます．コロニーアッセイによって，造血幹細胞が様々な血球に分化していくことが示されました．当初は幹細胞がどの系統の細胞に分化するかは，確率的に決定されると考えるのが最もよく実験結果を反映することから，統計用語を用いてストキャスティックモデルと呼ばれました．その後，サイトカインが

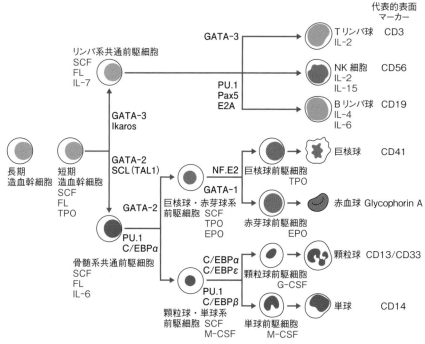

図4 血液細胞の分化②
太字は転写因子を示す. 赤字はサイトカインを示す.

同定され, 細胞の運命はその場に分泌されるサイトカインによって決定されるという考えが生まれ, ついでそうではなく, ある細胞が特定のサイトカインと結合する受容体を発現することによって分化は決定するのである, という理論が現れ, 最終的にはそのような受容体の発現をコントロールしているのは増血に関わる転写因子であると考えられるに至ったわけです. しかしながら, 実はその転写因子の活性をコントロールするメカニズムがよくわかっていないというのが現状だと思います. 生物学はまことに面白いというか, 深いと感じられますね.

Ⅲ 白血病の分類

さて, 以上, 血球の分化について述べましたが, それでは白血病細胞はどの種類の血液細胞に起こるのでしょうか. その答えは, 驚くことに, 全ての血球系で白血病は起こりうるということです. **表1**(9頁)をみながら考えます.

JCOPY 498-22532

1 赤血球

赤血球の前駆細胞である赤芽球の白血病です．急性骨髄性白血病（AML）の1つで，FAB分類ではAML–M6と名付けられました．

2 白血球

a）好中球

好中球の前駆細胞である骨髄球系統の白血病：AMLの大多数を占め，とても幼弱な骨髄芽球が白血化したFAB分類のAML–M1，やや成熟した骨髄芽球が白血化したAML–M2，さらに成熟した前骨髄球が白血化したAML–M3があります．

他に慢性骨髄性白血病（CML）があります．これは骨髄芽球から前骨髄球，骨髄球，後骨髄球，桿状核球，分葉核球といった全ての分化段階の好中球が増加する疾患で，フィラデルフィア染色体が陽性となります（後述）．

b）好酸球

好酸球性白血病です．稀です．慢性の経過を示します．

c）好塩基球

好塩基球性白血病です．極めて稀です．急性の経過を示します．

d）単球・マクロファージ

単球が増殖する白血病はいくつかの型に分かれます．

FAB分類のAML–M4：急性骨髄単球性白血病．骨髄芽球と単球系細胞の2系統の幼若細胞が増殖する白血病です．

FAB分類のAML–M5：急性単球性白血病．これには幼若な単球が白血化したAML–M5aと，やや成熟した単球系細胞が白血化したAML–M5bがあります．

CMML：慢性骨髄単球性白血病．骨髄系細胞と単球系細胞が増殖する疾患で，成人に多い疾患です．

JMML：若年性骨髄単球性白血病．骨髄系細胞と単球系細胞が増殖する疾患です．6歳以下の小児にしかみられない疾患です．

3 リンパ球

a）B細胞

急性リンパ性白血病（ALL）は幼弱なBリンパ芽球が増殖し，B前駆細胞性ALLと呼ばれます．小児白血病の80%以上を占めます．

慢性リンパ性白血病（CLL）は成熟 B 細胞が増加します．成人にしかみられませんが，日本人には極めて稀な病型です．

b）T 細胞

急性リンパ性白血病（ALL）は幼弱な T リンパ芽球が増殖します．小児では 10 歳以上の男子に多いという特徴があります．

他に成人 T 細胞白血病（ATL）があります．日本，北米（アメリカ先住民），ラテンアメリカに多く，HTLV-1 というレトロウイルスにより起こる成熟 T 細胞の白血病です．母親から母乳を介して伝わるという特徴がありますが，小児期には発症せず，30 代以後に発症します．

c）NK 細胞

NK 細胞性白血病です．稀です．日本では慢性活動性 EB ウイルス感染症に続発して発症することが多いという特徴があります．

4 血小板

血小板を放出する巨核芽球という大きな細胞が白血化したものです．FAB 分類の AML-M7 です．ダウン症候群患者で起こりやすいという特徴があります．

ところで，ここまで読んでくると，白血病には急性のものと慢性のものがあることに気づかれると思います．その名の通り，急性のものは病勢が速く，慢性のものは病勢が遅いという特徴がありますが，実は医学的な定義はそうではありません．急性白血病の定義は，増殖している細胞が幼弱な芽球であることであり，慢性白血病の定義は，幼弱な細胞から成熟した細胞までが満遍なく増殖することで，連続した血球分化が保存されます．この連続した血球分化がみられないことを「白血病裂孔がある」と呼びます．不思議な言葉があるものですね．

なお，発症時に末梢血で白血球数が増えている場合と増えていない場合があります．増える場合には増加している細胞は白血病細胞そのものであることが多いですが，急性白血病で増えるのはもちろん，白血病細胞（幼弱な細胞，芽球とも呼ぶ）ですが，慢性白血病では，例えば CML では様々な好中球が全体として増えます．ALL の多くでは末梢血の白血球数は 5 万 /μL 未満が多いのですが，CML では白血球数が 10 万 /μL 以上の場合も多いため，血液の粘稠度が極めて高くなります．採血した検体を静置すると，血清（黄色）と血球（主に赤血球：赤色）との間に白血球の白い層ができます．まさに，白血病と呼ばれる所以です．図5 は白血病の患者

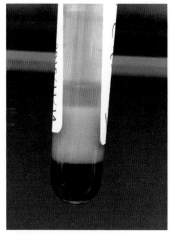

図5 白血病患者の血液

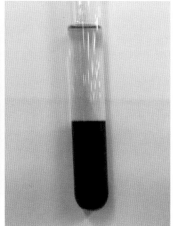

図6 正常の血液

さんの検体で，白い層がみえます．**図6**は正常人の検体で白い層はほとんどみえません．なお，小児ALLでは，末梢血に白血病細胞がみられない場合も多いです．その場合には，貧血か好中球減少か血小板減少のいずれかがあることで白血病が疑われます．いずれにしても白血病の診断は骨髄検査を行うことによって確定します．たとえ末梢血に白血病がみられなくても，骨髄にはALLの芽球が90％以上みられるということがほとんどです．白血病細胞の増殖の場は骨髄であり，それが末梢血に出やすいかどうかは，個々の患者さんで異なるということだと思われますが，その差異をきたすメカニズムはよくはわかっていません．

2. セントラルドグマから白血病細胞に迫る

I 染色体

　すでに述べましたが，細胞には核があり，核の中には遺伝子 DNA がある．DNA 上の遺伝子が「転写」（トランスクリプト）されて mRNA（メッセンジャー RNA）ができる．ついで細胞質のリボソームの上で RNA が「翻訳」（トランスレート）されてアミノ酸の配列が決定される．これがいわゆる分子生物学のセントラルドグマです **図7**．1953 年にワトソン（James Watson 1928〜）とクリック（Francis Crick 1926〜2004）による DNA は二重らせん構造をとっているという構想が Nature に載りました．それはわずか 1 ページの短報でしたが影響力は凄まじく，2 人は 1962 年にノーベル賞を授与されました．ワトソンは何と 34 歳でノーベル賞を得たことになります．その辺の経緯は早くも 1968 年に書かれた「二重らせん」という回想録に詳しいです．私も大学時代に楽しく読みました．ただ，二重らせんについては，アイデアはワトソンたちが作ったものかもしれませんが，そのためのデータをどのようにして得たかは問題があるともいわれています．科学の発見の歴史には恐ろしいことがつきものですので．さて，ワトソンはその後も分子生物学の

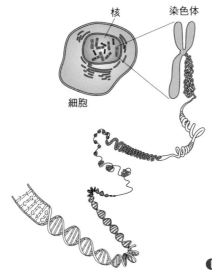

図7 セントラルドグマ（簡略版）

JCOPY 498-22532

発展に尽くしました．2007年には人類初のヒトゲノムの解明のサンプルとして自身の全遺伝子情報を公開しました．ただ，これは多くは語りたくありませんが，後年，人種差別的な発言を繰り返して社会的に糾弾されるところとなりました．遺伝学の泰斗とは思えぬ行動には愕然とさせられます．

1 染色体の発見

1842年にスイスのカール・ネーゲリ（Karl Naegeli 1817-1891）は植物細胞の細胞分裂に際し，初めて染色体を観察したといわれています．ついでオーストリアのメンデルがエンドウマメを用いた研究を行い，1865年にいわゆる「メンデルの法則」を発表し，遺伝学の祖となりました．これは中学校の教科書にも取り上げられています．この後，1902年にアメリカのサットンが遺伝子は染色体にあることを唱えました（染色体説）．ヒトの染色体は46本あり，1番染色体から22番染色体までの22本がそれぞれ両親から受け継がれますので，2対2本ずつの44本の常染色体があります．これに女性ではX染色体が2本，男性ではX染色体1本とY染色体1本が加わり，合計46本の染色体で1セットとなります．XとYを性染色体と呼びます 図8 図9．

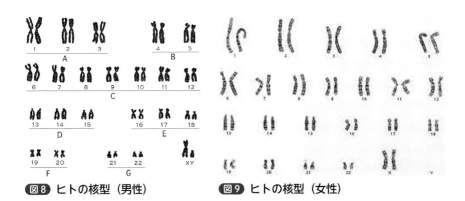

図8 ヒトの核型（男性）　　図9 ヒトの核型（女性）

2 染色体と病気

染色体と病気の関わりが最初にみつかったのはダウン症候群で，21番染色体が2本ではなく3本（トリソミーと呼ぶ）あることが1959年に示されました 図10．ダウン症候群は高齢出産に多くみられますが，それは加齢により卵子が老化して，21

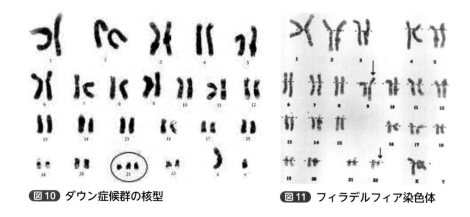

図10 ダウン症候群の核型　　　　　**図11** フィラデルフィア染色体

番染色体が1本多くなりやすいからであると説明がされています．さて，染色体は
受精卵からのちに，体の全ての細胞で忠実に複製されます．したがってダウン症候
群の患者では，体のどこの細胞をとってきて調べても21トリソミーが証明されま
す．これをgermlineの変化（変異とも呼ぶ）といいます．Germlineは「生殖細胞
系列」または「胚細胞系列」と訳します．

3 白血病における染色体の変化

　1960年に白血病患者で不思議な染色体異常がみつかりました．発見者はアメリ
カのNowellとHungerfordです．その患者の染色体は，9番の1本が少し長く，22
番の1本は少し短かったのです．彼らはこの短くなった22番染色体をフィラデル
フィア染色体（Ph）と名付けました **図11**．この変化は慢性骨髄性白血病患者で多
くみられました．この後の研究の発展は枚挙の暇もないほどです．このPhは実は
9番染色体の一部と22番染色体の一部が入れ替わった結果であることがわかり，
それは「染色体転座」と名付けられました．そして転座によって，通常は隣り合わ
ない遺伝子が隣り合うようになり（融合遺伝子），新しい遺伝情報が現れることが示
されました．この転座はt(9;22)と呼ばれますが，9番染色体にある*abl*遺伝子と
22番染色体にある*bcr*遺伝子が融合し，BCR-ABLという新しい産物（タンパク）
ができます **図12**．なお，遺伝子は小文字の斜字，タンパクは大文字を用いること
が多いです．BCR-ABLは細胞の増殖性を高めるなど，白血病細胞にとって有利な
状態を作り出すことがわかりました．ところで，この染色体転座は患者の全ての白
血病細胞で検出されますが，白血病細胞以外の細胞（皮膚，口腔粘膜，爪，毛根，

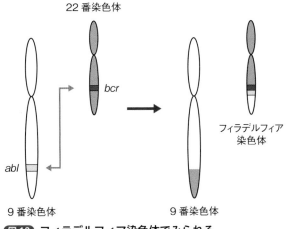

22 番染色体

bcr

abl

フィラデルフィア
染色体

9 番染色体 　　　　9 番染色体

図12 フィラデルフィア染色体でみられる
bcr と *abl* の遺伝子融合

他）ではみられないことも明らかになりました．染色体（遺伝子）の変化ががん細
胞や白血病細胞などに限定してみられることを，somatic な変化（変異）と呼びま
す．somatic は「体細胞系列」と訳します．

4 白血病細胞の染色体異常：数の異常

　その後の研究で，白血病細胞の染色体異常には転座の他にも様々な変化があるこ
とがわかってきました．Hyperdiploid（高 2 倍体）白血病では染色体の数が 46 本
（これを diploid＝2 倍体と呼ぶ）より多く，通常は 50 本以上あります **図13**．この

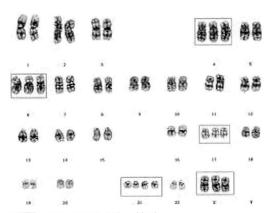

図13 高 2 倍体白血病の核型

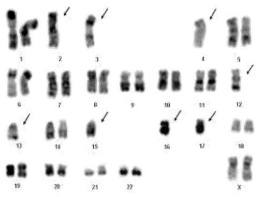

図14 低2倍体白血病の核型

タイプの異常は小児ALLの約25％でみられ，予後良好です．ちなみに，私はメンフィス留学中にALL細胞の培養に取り組んでいましたが，高2倍体ALLは骨髄ストローマと共に培養しても，ほとんど生存させられませんでした．白血病細胞としての性格は強くないのだと思います．

　一方，hypodiploid（低2倍体）白血病では染色体の数が46本より少なく，場合によっては23本程度と半分くらいにもなります**図14**．このタイプの異常は小児ALLでは約1％と少ないのですが，予後不良なことが多いです．またLi Fraumeni症候群などの遺伝性腫瘍としてみられる場合もあります．骨髄移植を行う際には，家族ドナーの選定に注意が必要ですし，Li Fraumeni症候群の場合には放射線感受性が高いので，全身照射は危険であり，避けるべきであると考えられます（後述）．

5 白血病細胞の染色体異常：構造異常

　白血病の染色体異常は，技術の向上とともに極めて詳細にわかるようになってきました．それらは欠失，重複，逆位，転位，同腕染色体，モザイク，片親性ダイソミー，増幅など種類も多く，ここでは詳しく説明しませんが，要は，染色体異常のない白血病はないということです．逆にいえば，染色体異常は必ず遺伝子異常を伴っていることになります．1980年代から約20年，異常な染色体部位にある遺伝子を同定する（クローニングと呼ぶ）ことが活発に展開しました．これはとても手間暇のかかる作業を必要としますので，アメリカでは，まさに日本人の留学生が最も得意とする領域でした．私の知人たちもたくさんの白血病関連の遺伝子をクローニングし，その遺伝子の機能解析を行い，多くの有用な成果を上げて帰国し，国内

JCOPY 498-22532

の指導者となっています．この研究方法は，まるで染色体の上を歩いているようだというので"chromosomal walking"と呼ばれていました．遺伝子のクローニングは21世紀のゲノムの網羅的解析の時代になってコンピューターにより行われるようになりました．そしてDNAに代わって，RNAを用いる発現解析，エピジェノミックな解析，タンパクの構造や機能の解析などの比重が増しています．時代とともに研究の手法は変わっていくものです．

6 再び bcr-abl 転座に戻る

　bcr-abl 転座は発見当初は慢性骨髄性白血病（CML）に多くみつかっていましたが，後にALLでもみられることがわかってきました．ただし，ALLでみられる bcr-abl 転座では，融合産物の分子量がCMLの融合産物（major bcr-abl, p210と呼ぶ）より小さい場合（minor bcr-abl, p190）が多く，完全に同じではありません．また成人のALLでは年齢が上がるほどPh陽性例が多くなり，老人のALLでは半数以上を占めるのに対して，小児ではPh陽性ALLは全ALLの5%以下と少ないです．小児にせよ成人にせよ，Ph陽性ALLは化学療法に抵抗性が高いため，ほとんどの例で第1寛解における骨髄移植が目指されました．Ph陽性ALLでは寛解導入後あるいは強化療法後の微小残存病変（MRD）が多いことも示されました．ところが，2000年前後に驚くべきブレイクスルーが起こりました．BCR-ABLタンパクには強力なチロシンキナーゼという酵素活性があります．このタンパクの働きを阻害する小さな分子を膨大な化合物ライブラリーから探したところ，イマチニブという低分子化合物が見つかったのです．これはBCR-ABLにATP（アデノシン三リン酸）が結合する部位にATPの代わりにはまり込み，BCR-ABLとATPが結合できなくなるという，極めて特異性の高い薬剤です 図15 ．しかも内服薬であるという夢のような新薬でした．さらに今までの抗がん剤と違って，bcr-abl陽性白血病にしか効果はないのですが，逆に特異性が高いので正常細胞への影響は少なく，副作用がほとんどないという特徴があります．このような画期的な意味づけから，イマチニブはいわゆる「分子標的薬」の嚆矢とされます．イマチニブはまずCMLに用いられ，劇的な効果を現しました．それまでCMLは1年程度の慢性期を経たのちに急性転化するので，早めに骨髄移植を行わなければならない疾患でしたが，イマチニブの導入により，移植が必要な患者はほとんどいなくなりました．その後，イマチニブが効かないクローンが出てくる患者がいることもわかってきましたが，その場合にもイマチニブを改変した薬剤に変更することによって，多くは移植なしで

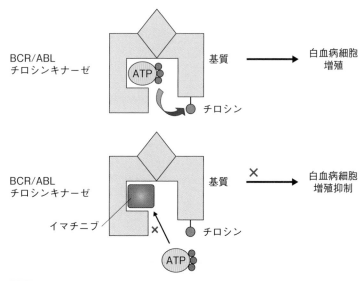

図15 イマチニブによる BCR/ABL の阻害

乗り切れることもわかってきています．小児では CML は少ないですが，当然ながらこの分子標的薬の恩恵を受けています．なお，Ph 染色体を発見した Nowell は2007 年に分子標的薬の登場を歓迎する心温まる総説を書いています（Nowell PC. Discovery of the Philadelphia chromosome: a personal perspective. J Clin Invest. 2007; 117: 2033-5）．

　ところで，Ph 陽性 ALL の治療ですが，CML と違ってイマチニブだけでコントロールすることは困難です．化学療法との併用が行われます．世界中で MRD を指標にして骨髄移植を避けられる患者が多くなることを目指した臨床研究が行われています．

Ⅱ　遺伝子

　さて，染色体検査の発展により，Ph 染色体に続いて極めて多くの異常がわかってきました．転座もたくさんありますが，最近は通常の染色体検査では正常にみえるが，遺伝子を組み込んだ検査を行うとみえてくるという例も増えてきました．代表的な検査方法として FISH（fluorescence in situ hybridization）があります．例えば *abl* 遺伝子と結合する試薬（赤色に染まる）と *bcr* 遺伝子と結合する試薬（緑色に染まる）で処理したのちに染色体をみると，Ph 染色体陽性の白血病では赤色と緑

JCOPY 498-22532

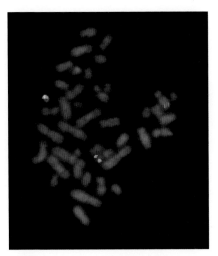

図16 FISH法による遺伝子融合の検出

色以外に両方が融合した黄色の構造がみえるようになるというものです **図16**. このような方法により，白血病細胞の遺伝子異常が詳細に調べられるようになりました．

　現在の小児ALLの染色体・遺伝子による分類を **図17** に示します．大きく10種類以上に分かれますが，実際にはもっと多いことがわかっています．下の方にあるのはT細胞型ALL（T-ALL）ですが，そのほかはB細胞型です．ただ，複雑とはいっても，頻度の高い異常はやはり典型的であり重要です．最も多いのはhyperdiploidで25%を占めます．これは前に述べた染色体数が50本以上に増加しているもので，成人のALLにはほとんどみられません．小児の典型的なALLで予後も極めて良好．現在では90%以上が治癒します．ステロイドに対する感受性も高いです．このタイプのALLでは染色体検査が困難なことがあります．染色体検査は通常，数日間，細胞を培養して細胞分裂を起こさせてから染色体を観察するのですが，前に述べたように，hyperdiploid ALLの細胞は培養がうまくいかないことが多く，その場合には染色体検査の結果が不確かになります．それを補う検査として，白血病細胞のDNAの量をフローサイトメトリーで測定します．これをDNA index（DI）と呼びます．1つの細胞当たりのDNA量が正常細胞の1.16倍以上あるとhyperdiploidと判断されます．

　ETV6-RUNX1もやはり25%を占めます．これは12番と21番の染色体転座な

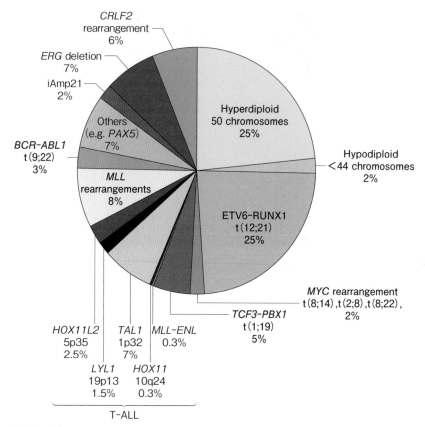

図 17 小児 ALL の遺伝子型による分類
(Mullighan GC. Best Pract Res Clin Hematol. 2011; 24: 489-503)

のですが，通常の検査ではみえにくかったので，わかったのは 1990 年代です．今
では FISH 法あるいは RNA を用いた RT-PCR 法で比較的容易にわかります．この
タイプも予後良好で 90％以上が治癒します．

　次に多いのは MLL 再構成で 8％を占めます．これは 11 番染色体にある *MLL* 遺
伝子（*KMT2A* と呼ばれることもある）の転座なのですが，転座の相手は様々です．
例えば 4 番，9 番，19 番染色体など．このタイプは乳児白血病でよくみられるので
有名です．強力な化学療法または骨髄移植が必要な場合が多いです．なお，*MLL* 遺
伝子の再構成は AML でもみられることがあります．

　TCF3-PBX1 は 5％を占めます．1 番と 19 番染色体の転座です．B 細胞型ですが，
特に pre B 細胞といって，細胞質内にミュー（μ）と呼ばれる IgM の重鎖（ヘビー

JCOPY 498-22532

チェーン）を有します．比較的強い化学療法により90％以上が治癒します．

BCR-ABL は 3％を占めますが，これは既述した Ph 陽性 ALL です．

この他にも様々なタイプがありますが，それでもわからないものは B-other と分類されます．将来すべての遺伝子異常が明らかになると思われますが，この中にはPh-like あるいは BCR-ABL-like と呼ばれる一群があります．これは Ph 染色体は陰性なのですが，網羅的に RNA を用いて遺伝子発現を調べると，Ph 陽性 ALL のパターンに似ていて，また通常の化学療法に抵抗性という特徴があります．その中には，*abl* の転座はあるが相手は *bcr* ではないというようなものもあり，その場合にはイマチニブが有効です．なお，Ph-like は思春期および若年成人世代になると増加します．

最近，ZNF384 遺伝子再構成という型がみつかり，日本を中心に世界中の症例をまとめた報告がなされました（Hirabayashi S, Manabe A, et al. Leukemia. in press）．このように稀な病型になると，1 つのグループ，1 つの国の患者データを集めても確かなことはわかりません．幸いなことに小児白血病については，以前から世界中の研究者が集まって研究が行われてきた伝統があります．中でも Ponte di Legno グループは，欧米と日本の主な研究者が 1 年半に 1 回集まって各国のデータを集めて共同研究をしており，今までにも様々なテーマに取り組んできました．Ph 陽性 ALL，MLL 再構成 ALL，hypodiploid ALL，iAmp21ALL，ダウン症候群合併 ALL，寛解導入不能例の検討，そして ZNF384 再構成 ALL です．とても民主的に運営されています．私も 20 年ほど前から日本の代表として参加しています．

T 細胞型 ALL は **図17** にあるようにまだよくわかっていませんが，最近では日本からメチレーションなどのエピジェネティックな変化を用いた分類も提案されています（京都大学小児科の滝田順子のグループ）．

以上，染色体検査や DNA や RNA を用いた検査による ALL の分類について述べてきましたが，この分類は ALL の病態の解明に役立つのみならず，患者のリスク分類にも役立ちます **表2**．

表3 に ALL の予後因子を示します．皆さんはここまで読み進めてきて，すでにALL には比較的軽い化学療法で治りやすいタイプと，強い化学療法や骨髄移植など他の治療を導入しないと治りにくいタイプがあることがわかっておられると思います．病気の診断時にすぐわかる年齢と性別，初診時の白血球数，1 週間後にわかるステロイド感受性（1 週間後の芽球数の減少），そして 2〜3 週間でわかる染色体異常や遺伝子異常，1 カ月後の MRD，3 カ月後の MRD，そして薬物代謝に重要な酵

表2 ALL の代表的な染色体異常・遺伝子異常

	染色体異常*	遺伝子異常	治りやすさ
B 前駆細胞型 ALL	t(9;22) (＝フィラデルフィア染色体)	*BCR/ABL* 融合	治りにくい
	t(4;11)	*MLL/AF4* 融合	治りにくい
	染色体数 45 本未満		治りにくい
	t(12;21)	*TEL/AML1* 融合	治りやすい
	t(1;19)	*E2A/PBX1* 融合	治りやすい
	染色体数 50 本以上		治りやすい
T 細胞型 ALL	t(11;19)	*TAL1* 変異	治りにくい
		MLL/ENL	治りやすい
		HOX11 高発現	治りやすい
		NOTCH1 変異	不明

* t(9;22) は 9 番の染色体と 22 番の染色体の間の転座を示す.

表3 ALL の予後因子

白血病の細胞生物学に基づくもの
　　試験管内での芽球の増殖性
　　試験管内での芽球の薬剤に対する感受性
　　特定の染色体異常
　　特定の遺伝子異常
患児の体質に基づくもの
　　薬剤代謝，薬物の解毒の個人差（薬物代謝酵素の遺伝子多型）
治療に対する反応性
　　発症後 1 週間での芽球の減少
　　発症後 1 カ月と 3 カ月での微小残存病変（MRD）
その他
　　初診時の白血球数
　　患児の年齢
　　患児の性別

素の遺伝子多型など，実に様々な予後因子があります．小児 ALL に対する臨床研究が世界中で行われるようになって 60 年くらいになりますが，それは，いかに有用性の高い予後因子を見つけ，導入するかという歴史でもあったのです．とはいえ，現在，最も重要な予後因子と考えられているのはやはり，MRD です．それは，MRD が白血病細胞側の因子と患者側の因子（薬剤の代謝）を総合して評価できるからです．

3. 白血病には normal counterpart がある!

　Normal counterpart を何と訳すか．対応するもの，相当するもの，相棒などでしょうか．本章のはじめで，血液細胞はある系列に属する細胞に分化していくことを述べました．ここでは急性白血病を題材にします．ALL ではリンパ芽球が増加しますが，それは分化した細胞（成熟リンパ球）ではなく，幼弱なリンパ（芽）球です．B 細胞は分化すると最終的には形質細胞になり，IgG，IgA，IgM などの免疫グロブリン（＝抗体）を産生し，分泌するようになります．しかし，ALL の細胞はこれらの抗体を産生しません．抗体を産生し，分泌するような細胞が白血化すると，骨髄腫という成人のみにみられる疾患になり，全く別の様相を呈してきますが，ここでは詳しくは述べません．

　さて，B 細胞型 ALL 細胞は抗体を分泌しない B 細胞が増殖するのですが，それも分化段階でいくつかに分かれます．最も幼弱な B 細胞型 ALL は細胞表面に CD10 を持たない ALL，次に幼弱なものは細胞表面に CD10 を有する ALL，それがさらに分化すると，細胞質内に IgM の重鎖である μ（ミュー）鎖を持つようになり，これは pre-B 細胞性 ALL と呼ばれます．ついでに述べると，抗体を細胞表面に持つ成熟 B 細胞性の ALL もありますが，それはバーキット型リンパ腫 / 白血病と呼ばれ，異なる体系に入ります．通常の ALL に比べて塊を作りやすく，また効果のある抗がん剤も異なります．

　ここまでを図示すると 図18 の左から右に分化が進むことがわかりますが，実はこれは正常の B 細胞の分化の過程と同じなのです．すなわち，白血病には normal counterpart があるということです．ところで，この 4 つの分化段階の全てで細胞表面に CD19 が発現しています．そのことから CD19 は B 細胞のゴールデンマーカーであるといわれるのですが，そもそも CD ナンバーとは何なのか？　ちょっと

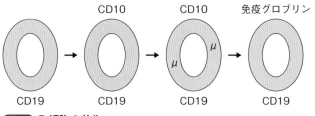

図18 B 細胞の分化

話はそれますが，ここでモノクローナル抗体についての偉大なる発見の歴史に挑んでみましょう．

　それは1975年でした．ケーラー（Georges Köhler）とミルスタイン（César Milstein）はハイブリドーマというものを作り出しました．マウスの抗体産生B細胞と骨髄腫細胞を細胞融合（セル・フュージョン）させたものです．マウスにヒトの細胞を注射すると，マウスはびっくりしてその細胞に対する様々な抗体を産生します．そのマウスから脾臓を取り出します．脾臓には多数の抗体産生B細胞があります．これを骨髄腫の細胞と融合させます．融合した細胞を集めて96穴プレートの1つ1つの穴（英語でwellと呼ぶ）に1穴当たり1個以下になるように細胞を薄めて撒き，培養します．脾臓のB細胞はがん細胞ではないので無限に増えることはできませんが，骨髄腫というがん細胞と融合すると，細胞は無限に増殖し，抗体を産生します．さて，細胞が増殖してきた穴の中の細胞は1個の細胞から増殖したので，同じ起源を持つということから，クローンと考えられます．それぞれの穴には異なったクローンが増殖し，それぞれ異なった抗体を無限に産生するという方法が編み出されたのでした．例えば，マウスにヒトのリンパ球を注射すると，多くの抗体が得られます．その中である種類のリンパ球だけに反応する抗体ができてきます．そのようにして，リンパ球の表面にあるタンパク（抗原と呼ぶ）に対するモノクローナル抗体が得られるようになりました．例えば，顕微鏡でみてもBリンパ球とTリンパ球は区別できませんが，このモノクローナル抗体を用いて細胞を染色すると，たちまちそのリンパ球がBなのかTなのかがわかります．そのようにして世界中で作られた抗体を，それが認識し，結合する抗原によって分類したのがCD番号です．Cluster of differentiationの略です．例えばB細胞はCD19を発現しているとか，T細胞はCD3を発現しているとかがわかるようになりました．CD番号は1980年代には20ほどしかありませんでしたが，現在は300以上あり，覚えることは困難です．モノクローナル抗体は細胞の帰属を明らかにするだけではなく，それぞれの抗原の性質を明らかにし，抗原から細胞内に伝わるシグナルの研究を進める大きな力になりました．例えば，CD4はヘルパーT細胞に発現しますが，HIVはCD4陽性細胞を標的にすることがわかりました．白血病治療関連では，最近，CD19に対する抗体を殺細胞性T細胞に遺伝子導入してCD19陽性ALLに対する治療（CAR：後述）を開発するところまで発展しました．ハイブリドーマを用いてモノクローナル抗体を作成したケーラーとミルスタインは1984年にノーベル賞を受賞しました．

さて，これらのモノクローナル抗体の進歩により，ALL 細胞も詳細に検討されることになりましたが，その第一歩は英国のメル・グリーヴス（Mel Greaves）が作成した CD10 抗体です．多くの小児 ALL で白血病細胞は CD10 が陽性になりますが，通常，末梢血のリンパ球（成熟 B 細胞）は CD10 が陰性です．このことから CD10 は CALLA（common ALL antigen）と呼ばれました．それは B 細胞型のみならず，小児の T 細胞型 ALL でも陽性のことが多かったのです．そのうち，先ほどの図にもあったように，一部 CD10 陰性の ALL もみつかり，それは 1 歳以下の乳児に多いこともわかりました．実際には白血病のない小児（他の疾患を持つ小児），あるいは白血病が寛解に入った小児では骨髄に CD10 陽性の B 細胞が成人に比較して多いこともわかりました．すなわち，CD10 は白血病細胞に特異的なマーカーではなく，幼弱な正常の B 細胞にも発現していることがわかったのです．一方一部の B 細胞型 ALL では，CD10 と CD19 だけではなく，通常は好中球などの骨髄系の細胞に発現する CD13 や CD33 が陽性の例も時々みられることがわかりました．これはどういうことなのか？　ある学者はこれをリンパ系と骨髄系の 2 系統の抗原を併せ持つことから急性混合性白血病（acute mixed lineage leukemia）と呼びました．すなわち，このような細胞は正常の骨髄にはみられないということでしたが，その後，フローサイトメトリーという機械が普及して，1 万個とかの大量の細胞の抗原が容易に調べられるようになると，正常人の骨髄にもパーセントは少ないながら，CD10，CD19，CD13，CD33 が全て陽性の細胞が存在することがわかりました．すなわち，白血病細胞には，必ず，分化段階の一致する normal counterpart が存在するというわけです（Greaves MF. Science. 1986; 234: 697-704）．もっというと，正常の分化の一過程としてこのような 2 系統に分かれる直前の細胞が存在するということです．白血病を学ぶことは正常造血を学ぶことにつながる，まさに自然の実験（natural experiment）ですね．この理論を体系的に進めたのは CD10 抗体を作ったメル・グリーヴスで，2019 年に叙勲されました．JCCG（日本小児がん研究グループ）の初代理事長の水谷修紀のお師匠さんです．

　話は脱線しますが，メル・グリーヴスは小児 ALL の起こる機序についても精力的に研究しました．一卵性双生児の両方に ALL が発症することがあるのですが，その 2 人の ALL 細胞のがん化に関わる遺伝子のゲノムにおける位置を詳細に調べたところ，それは同一だった．すなわち，白血病を起こす遺伝子異常を持った細胞は胎児期にすでに存在していて，胎盤を通って片方の胎児からもう片方の胎児に移動したのだろう．驚くべき発見です．ついでそれを発展させ，胎生期にすでに白血病を

引き起こすような遺伝子異常は起きている．それは新生児の血液を調べてもわかる．先天性疾患のマススクリーニングに用いられる濾紙が用いられました．TEL/AML1という染色体転座はALLで最も多い染色体異常ですが，それは100人に1人くらいで出生児にみられました．しかしそのうちあとで実際にALLになるのは1/100以下である．ということは，セカンドヒットが起こらないとALLを発症しないことになります．また1歳以下で保育園に入らず家にいて，よくある感染症にあまりかからず，後になって感染症を覚える子の方が，早く保育園に入って早く感染症をたくさん経験する子よりもALLになりやすいということを疫学的に示しました．これも恐ろしい話ですね．1990年代から2000年代にかけてメル・グリーヴスの仕事からは目を離せなかったものです．メル・グリーヴスはダーウィンの生誕100周年の2009年には白血病は実はモノクローナルな疾患ではあるが，実は初期から似通ってはいるが異なるサブクローンが多く存在しており，それが治療反応性や再発に寄与しているのだということを，ダーウィンの「種の起源」を例に引いて説明しました．大した人ですが，彼は小児科医でも内科医でもなく，免疫学者です．

1 がんや白血病のクロナリティ（クローン性）とは何か

　クローンとは何か．「生殖によらずに1つの細胞が増加すること．それらの細胞はすべて同一の遺伝子を有する」ということになっていますが，簡単な定義ではありません．でもこれ以上簡単にもできません．皆さんはクローンの例として羊のドリーなどの大きな生物を想像するかもしれませんが，ここでいう白血病細胞がクローンであるというのはもっと小さく，白血病は1つの細胞が増殖してできたものであるということです．ではクローンでない細胞の増殖とは何であるかというと，例えば，感染症で好中球やリンパ球が増加する場合には，クローン性の増殖ではなく，様々な好中球やリンパ球が増殖し，全体の数が増えます．それは非クローン性の増殖と呼ばれます．例として，伝染性単核球症はEBウイルスの感染により起こります．発熱と扁桃炎，頸部リンパ節の腫脹，肝臓や脾臓の腫大がみられ，肝機能が悪化するなど，様々な症状の出る病気ですが，7〜10日くらいで自然に治癒する良性疾患です．時々末梢血でリンパ球が数万と増加し，白血病（ALL）と見紛うような状況になります．伝染性単核症とALLの大きな違いは，クローン疾患か否かです．すなわち，伝染性単核症で増えているリンパ球は非クローン性であり，ALLで増えているリンパ球はクローン性なのです．かたや良性疾患，かたや化学療法をしないと治らないという疾患です．では，クロナリティはどのようにして調べるので

JCOPY 498-22532

しょうか.

2 利根川進の大発見

全てのリンパ球は各々異なる特定のターゲットを持っています. 麻疹に対応するリンパ球は風疹には対応しません. 麻疹の予防接種を行うと, 麻疹に対応するリンパ球のみが刺激されて増殖します. ヒトはものすごい数のターゲット (これを抗原という) に対応するリンパ球を揃えています. いったい, どのようにこれだけ多様なリンパ球が作られるのか, これは免疫学の長年の疑問でした. 1959年にオーストラリアのバーネットは「クローン選択説」を唱えました. すなわち, 生体は各々特定の抗原を認識するリンパ球を無数に用意しており, 抗原が来るとそれに反応するリンパ球が選択されてクローン性に増殖するという考えです. しかしながら, その抗原の数は1億ともいわれており, 実際にヒトの遺伝子は2万個ほどしかないので, それが可能なのかどうか. ここに登場したのが利根川進でした. 利根川は, リンパ球は複数の遺伝子を切断して1個の抗体 (B細胞受容体) を作ることを示し, これを遺伝子再構成と呼びました. すなわち, Bリンパ球の抗体遺伝子はV領域 (100以上), D領域 (16以上), J領域 (6), C領域からなり, V, D, Jから1つずつ遺伝子が選ばれて再構成されます. これだけでも100×16×6で1万以上の多様な抗原に対応できます. 実際にはこの他のメカニズムも加わってさらに多くの多様性が作り出されます 図19. 逆に言うと, ある1つのBリンパ球はある1組の再構成された遺伝子を持っていることになります. これは1遺伝子1タンパクというドグマに対抗する概念でした. 利根川はこの研究により, 1987年に48歳の若さで

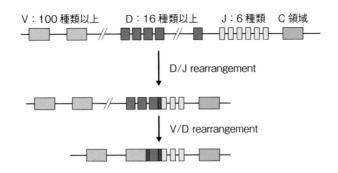

■ : TdTにより付加されるヌクレオチド (N領域)

図19 B細胞の分化における, 遺伝子再構成

ノーベル賞を授与されました．私は当時，研修医でしたが，その研究の詳細はわからなかったものの，とても誇らしい心持ちになったことを覚えています．このノーベル賞受賞後，立花隆が利根川にインタビューして『精神と物質』という本を刊行しました．それを読んでようやく研究の全貌が理解できたのでした．さて，利根川の研究のおかげで，増殖しているリンパ球の遺伝子再構成を調べれば，それがクローン性かどうかわかるようになりました．すなわち ALL の細胞を調べてみると，1 種類の遺伝子再構成が示されたのでした（Korsmeyer SJ, et al. J Clin Invest. 1983; 71: 301-13）．白血病はクローン性疾患であることが証明されたわけです．ところで，以上は抗原に対応して抗体を作る B リンパ球でまず明らかにされましたが，その後，T リンパ球も B リンパ球の抗体に相当する特定の T 細胞受容体を持っており，その種類は B 細胞と同様，とてつもない数であることが示されました．

4. 白血病はクローン性疾患である─MRD のこと

ALL は発症時には骨髄の 90％以上を白血病細胞が占めているので，診断は簡単ともいえます．それが，約 1 カ月間化学療法を行うと，骨髄には正常細胞が盛り返してきて，「完全寛解」の状態となります．完全寛解の古典的な定義は骨髄で 3 系統（赤血球，白血球，血小板）の細胞が回復し，白血病細胞（＝芽球）の割合が 5％未満になる，というものです．5％とはどういうことか．実は過去の様々な実験的データから，白血病（ALL）の発症時には全身に 1 兆個の白血病細胞が存在すると考えられています．これが 1 カ月，いわゆる寛解導入療法を行うと，約 1/1000 以下になることがわかっています．でも 1 兆の 1/1000 ですから体内にはまだ 10 億個くらいの白血病細胞があるかもしれません．これを，段階を追って減らしていくことによって ALL が治癒していくというモデルを 図20 に示します．では寛解導入後の 5％というのはどういうことかというと，従来の顕微鏡検査では 5％未満の白血病細胞を同定することが難しかったのです．図21 に ALL 発症時の患者さんの骨髄像を示します．骨髄は本来，様々な種類の細胞が混ざっています 図22 ．実はこれは私自身の 20 年前の骨髄像です．拡大を大きくしてみます．ALL の患者さんの骨髄 図23 は拡大を上げてみても所見は変わりませんが，私の骨髄 図24 をみると，真ん中にある細胞はいわゆる芽球で，白血病細胞に似ています．このように正

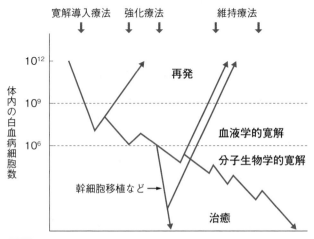

図20 急性白血病における MRD の推移の模式図

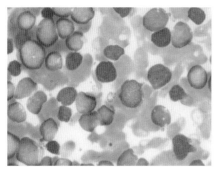

図21 ALL 患者の骨髄（弱拡）

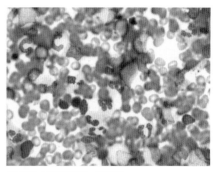

図22 正常骨髄（弱拡）

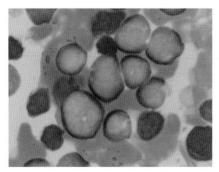

図23 ALL 患者の骨髄（強拡）

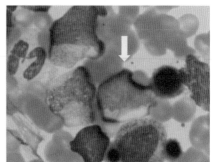

図24 正常骨髄（強拡）

常人（私の骨髄ですが，もう20年経っていますので正常でしょう）の骨髄にも幼弱な若い細胞（芽球）があるので，顕微鏡ではこれ以上詳細な判定はできないのです．

　この問題を解決するのが微小残存病変（minimal residual disease: MRD）の考えです．前に述べた利根川の理論を応用したものです．白血病細胞は1つのクローンからできていることから，B細胞受容体（免疫グロブリン）またはT細胞受容体で再構成された遺伝子を白血病のマーカーとして用いるというアイデアです．ALLの発症時にその患者さんの白血病細胞に特異的なDNA配列を決定しておきます．治療中，あるいは治療後の骨髄からDNAを抽出し，PCR検査（ポリメラーゼ連鎖反応）により白血病細胞に特異的な遺伝子配列を有する細胞がいくつあるかを調べるものです（PCR検査は新型コロナウイルスで有名になりましたので，皆さんご存知ですよね）．この検査により，骨髄中の1万個の細胞に1個という少ないALL細

胞を検出することが可能になりました.

　ところで，MRDの検出にはもう1つの方法があります．それはメル・グリーヴスの理論をカンパーナが応用して開発した方法です．前に述べたように，白血病細胞には正常のカウンターパートがあります．しかし，白血病細胞の表面にある抗原（タンパク質）をいくつか組み合わせ，それが正常骨髄では滅多にみられないものであれば，白血病のマーカーとして使えるだろうというものです．具体的にはCD10，CD19，CD34の3つのマーカーに加えて，そのALL細胞に特異的な他のマーカーを加える．そのすべてのマーカーを有する細胞は正常の骨髄では1万個に1つ未満しかないということになれば，そのマーカーを用いてMRDの検出に用いることができます．この検出はフローサイトメトリー（FCM）という1つの細胞の表面にある抗原を同時に10種類以上同定できる機械で行います.

　PCR法もFCM法もMRDに応用されていますが，その考え方はALLの病態解明の理論から導かれたのがすばらしいです．また実際にいずれの方法においても，例えば寛解導入1カ月後のMRDが1/1000以下の症例は5年後の再発が圧倒的に少ない，逆にいえば，1カ月後のMRDが多い症例は再発が多くなるので，治療開始早期（3カ月くらい）のまだ再発する前に，骨髄移植などのより強度の高い治療

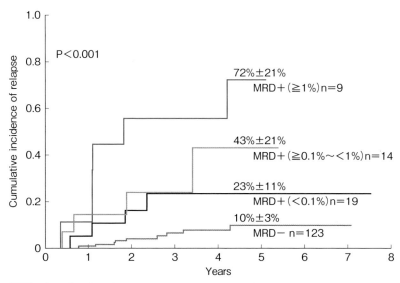

図25 寛解導入終了時の MRD による再発率の比較
（Coustan-Smith E, et al. Blood. 2000; 96: 2691）

表4 MRD 検査方法の比較

検査法	検出感度	特異性
光学顕微鏡所見（形態学）	1〜5%	中〜低
染色体分析 　　通常の分染法 　　FISH 法	 5〜10% 5〜10%	 高 高
分子生物学的方法 　　Southern 法 　　PCR 法	 5〜10% 10^{-4}〜10^{-6}	 高 高
免疫学的方法 （フローサイトメトリー法）	10^{-4}	中〜高

に変更するべきである，などという見解が得られたのでした **図25**．それはいずれも 1999 年に欧米から報告されましたが，5 年以上におよぶ綿密な研究の成果として発表されたのでした．すなわち，数百人の ALL 患者の MRD を，結果を知らせずに測定し，最後にどの時点の MRD が再発率と相関するかを統計的に検討する，という気の遠くなるような研究です．私がメンフィスに行った 1990 年にカンパーナはその計画を作っていたのでした．実際，計画から 9 年が必要だったわけです．現在，MRD の測定は日常診療の中に入ってきていますが，1 つ 1 つの技術や考えを実際の治療計画に取り入れていくには長い年月がかかるものです．カンパーナはその後プーイと組んで，白血病発症後 6 週目の骨髄の MRD の量によって治療計画を変更するという臨床試験（St. Jude Total 15）を行い，全体で 90％以上の患者さんが長期生存するという成果を 2009 年に発表しました（Pui CH, et al. N Engl J Med. 2009; 360: 2730-41）．その治療では予防的頭蓋照射も全例で省かれていました．そのことは後述します **表4**．

5. GWAS と人類の移動

　白血病の研究にもいろいろありますが，中でも GWAS は相当不思議な世界を垣間見させてくれます．一口に遺伝子異常，遺伝子変異といっても，それには 2 種類あります．1 つは germline で，生殖細胞系列あるいは胚細胞系列と訳されます．受精卵に始まり，体中の全ての細胞に引き継がれている遺伝情報（ゲノム）を指します．一方，白血病などのがん細胞は遺伝子の獲得性あるいは後天的な異常を持っており，それを somatic な変化と呼びます．日本語では体細胞系列の変化と呼びます．ただし，白血病などのがん細胞は受精卵に始まる germline の変化も引き継ぎます．ちょっとわかりにくくなりましたが，まとめると，1 人 1 人異なる個体それぞれの全細胞が持っている遺伝子の特徴を germline の変化と呼び，白血病などがん細胞だけにみられる遺伝子の特徴を somatic な変化と呼ぶわけです．ところで，従来，遺伝子の病的な変化を変異（mutation）と呼んでいましたが，最近では変化とか多型（variant，バリアント）と呼ぶようになってきています．同様に遺伝形式も従来，優性遺伝（dominant），劣性遺伝（recessive）と呼んでいたのが，顕性遺伝，潜性遺伝に変わってきています．英語は変わっていませんが．

　さて，白血病の基礎的研究は主に白血病細胞の somatic な変化の研究として展開されてきましたが，最近，解析方法が進歩し，宿主（患者）の germline の変化の研究が大きく進展しました．Germline を調べることにより，白血病になりやすい（susceptibility と呼ぶ）人の存在がわかってきました．また germline の研究は薬物代謝の個人差の研究にも繋がり，pharmacogenomics（ゲノム薬理学）の分野が勃興しました．すなわち，ALL の治療に伴う毒性の個人差を遺伝的に明らかにすることが可能になってきました．現在は生殖細胞変異を網羅的に調べることができるようになり，そのような研究は genome-wide association study（GWAS：ゲノムワイド関連解析）と呼ばれます．

1 GWAS とは何か？

　様々な疾患において germline の遺伝子多型が調べられてきました．GWAS は疾患を発症した集団と発症しなかった集団の間で germline の遺伝子多型に差があるかどうかを網羅的に検討するものです．もともとは「一塩基多型」（SNP，スニップと呼ぶ）と疾患の発症に関連があることを契機に発想されたものです．すなわち各

個人のゲノム DNA は 4 種類の塩基，すなわちアデニン（A），チミン（T），グアニン（G），シトシン（C）が数十億と極めて長く連なってできています．この長い塩基配列のうち，わずかに 1 つの塩基が異なることによって疾患が発生するという概念が SNP です．SNP のうち，極めて頻度の低いものは mutation（変異），人口の 1%（5% という定義もある）以上でみられるものは polymorphism（多型）と呼ばれてきました．ところで 1 つの遺伝子座位には父親由来と母親由来の 2 つの遺伝子が存在し，allele（アレル：対立遺伝子とも訳される）と呼ばれます．集団におけるアレルの出現頻度を allele frequency（アレル頻度）と呼びます．各アレルにおける SNP で，頻度の多いものをメジャーアレル，少ないものをマイナーアレルと呼びます．図26 にアレル頻度と疾患のなりやすさを示します．1 つの SNP のみによって疾患が引き起こされるようなマイナーアレルの遺伝子変異の頻度は極めて低く，1/1000 のレベルです．例えば先天性重症複合免疫不全はこのカテゴリーに入ります．一方で，1 つの SNP では疾患は引き起こされず，複数の SNP が重なって初めて疾患が起こるような場合には，それぞれのマイナーアレルの頻度は比較的大きいです．異なった言い方をすると，稀な SNP で引き起こされるような疾患はメンデル遺伝形式で起こり，比較的頻度の高い複数の SNP で起こる疾患は遺伝性がはっきり証明できない common disease が多いと考えられます．例えば糖尿病や気管支喘息などが当てはまります．この場合，1 つの SNP によって疾患になりやすくなる odds 比はわずかに 1.1 から 1.5 程度と低いです．小児白血病は家族性のないこと

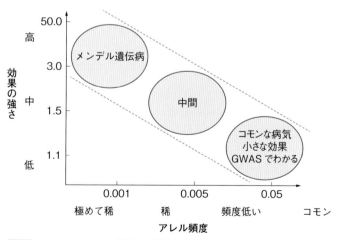

図26 リスクアレルの頻度と効果の強さ
（Manolio TA, et al. Nature. 2009; 461: 747-53）

JCOPY 498-22532

が大半であり，この 2 つのうちでは後者の common disease のカテゴリーに入ります．発症する患者は小児数万人に 1 人で，かなり少なく感じますが．

2 小児白血病になりやすい遺伝子多型

GWAS では非常に多くの SNP を調べます．その数は 1000 万にも及びます．この GWAS を用いて小児 ALL のなりやすさが調べられました．いくつかの候補遺伝子がわかってきましたが，中でも有名なのは ARID5B という遺伝子です．この遺伝子はリンパ系細胞の増殖と分化に関わることが知られています．アメリカとヨーロッパの報告では ARID5B の SNP を有する人は持たない人の 1.5 倍から 2 倍程度，ALL になる可能性が高いという結果でした．ただ，その SNP は白人では多く，ヒスパニックではさらに多いが，黒人では少ないという結果でした．そこで私たちは日本の ALL 患者 500 人以上を対象に調査を行ったところ，白人とヒスパニックの間くらいの頻度でその SNP が見つかり，1.8 倍 ALL になりやすいという結果でした（Urayama KY, Manabe A, et al. Scientific Rep. 2018; 8: 789）．

3 薬物代謝に影響する遺伝子多型

薬の代謝に関する SNP もわかってきました．これはアルコールに強いか弱いかがモデルになっています．ヒトはアルデヒドデヒドロゲナーゼという酵素を持っており，それをコードする遺伝子が ALDH2 です．ALDH2 遺伝子の 42421 番目の塩基が G である場合と A である場合があり，G を持つアレルは ALDH2*1，A を持つアレルは ALDH2*2 と呼ばれます．遺伝子は両親から 1 本ずつ受け継がれますので 3 つのタイプができます．日本人では ALDH2*1/*1 が 53％，ALDH2*1/*2 が 43％，ALDH2*2/*2 が 4％です．ALDH2*2/*2 を持つ人はアルコールの代謝が困難なので，ほとんどお酒を飲めません．ALDH2*1/*2 の人はある程度飲めます．なおアフリカ人やヨーロッパ人では 99％以上の人が ALDH2*1/*1 であり，生まれつきアルコールに強いのです．このように SNP の頻度は民族や人種によって大きく異なります．

ALL 治療に際して患者側因子として薬物代謝の個人差が挙げられてきました．たとえば thiopurine S-methyltransferase（TPMT）は 6-メルカプトプリン（6-MP）の代謝に関与しますが，この遺伝子には遺伝子多型が知られています．変異型 TPMT を有する患者ではそれを持たない患者に比べて 6-MP の毒性が強く出るため，あらかじめ 6-MP を減量する必要があることが知られています．ところがこの

遺伝子多型は人種差が大きく，日本人では *TPMT* 変異を有する人はきわめて少ないことが知られていました．

　最近，6-MP の代謝に大きな影響を与える新しい遺伝子変異として，アメリカの St. Jude 小児病院で *NUDT15* が見つかりました（Yang JJ, et al. J Clin Oncol. 2015; 33: 1235-42）．この遺伝子の変異のあるアリルを 2 本有する小児では 6-MP の投与量が約 1/5 以下で，通常量では骨髄毒性が強く出ていました．ところで，*NUDT15* 遺伝子の SNP を有する小児は白人と黒人ではほとんどみられず，ヒスパニックと東アジア人では多いこともわかりました．そこで私たちは日本人の ALL 小児 92 人において *NUDT15* 変異を調べたところ，ホモ変異（アレル 2 本）は 6 例，ヘテロ変異（アレル 1 本）は 18 例でみられ，6-MP の投与量はホモ変異では約 1/5，ヘテロ変異では約 3/4 でした．やはり東アジア人では大きな意義を有する遺伝子多型と考えられます（Tanaka Y, Manabe A, et al. Br J Haematol. 2015; 171: 109-15）．6-MP は ALL 治療において長期間行われる維持療法のキードラッグです．この遺伝子検査は 2019 年 12 月に，保険収載されて，簡単に調べられるようになりました．

4　人種・民族の違いとは

　これまで発表されてきた GWAS の結果はヨーロッパあるいはアメリカにおける

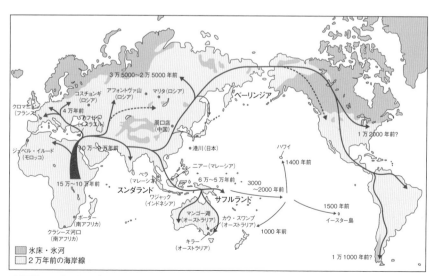

図27 現代型サピエンス化石の主な発掘・発見地と拡散の軌跡

JCOPY 498-22532

研究が多いのですが，今述べたように，民族による違いがクローズアップされてきました．6-MP の代謝に影響を与える遺伝子変異の研究では *TPMT* 変異は白人に多く，*NUDT15* 変異は東アジアおよびヒスパニックで多くみられました．ALL のなりやすさに関連する *ARID5B* 遺伝子多型は黒人に少なく，白人に多く，東アジア人とヒスパニックではさらに多い．この頻度は小児 ALL の頻度の民族差とも相関しています．人類はアフリカで誕生し，ヨーロッパに移ったグループとアジアを通って北アメリカから南アメリカに渡ったグループに大別できるといわれています．*TPMT* は前者のルート，*NUDT15* や *ARID5B* の遺伝子多型はまさにこの後者のルートを辿ったと思われます **図27**．今後，日本を含む東アジアにおける GWAS 研究が進展することにより，これらのことがいっそう明らかになると思われます．それはまた，グローバルに患者をみる際にも重要と思われます．

6. 化学療法の誕生と進化

　急性白血病を薬で治療するというアイデアはそれほど新しいものではありません．でもその前に，人類はまず，長い間苦しめられてきた感染症（多くは細菌感染による）に対して，薬による戦いを挑みました．それが抗生物質，今は抗菌薬と呼ばれるものです．細菌にはヒトの細胞にはない細胞壁があり，その細胞壁に毒性を有する物質を用いて細菌感染症を治療しようというもので，そのプロトタイプとしてペニシリンが発見されました．その発見のストーリーは語り尽くされていますが，次のようなものです．1928 年のこと，英国の細菌学者アレクサンダー・フレミング（Alexander Fleming）はブドウ球菌を培養していましたが，その培養皿の中に青カビが混入してしまい，その周囲だけブドウ球菌が発育していませんでした．通常，他の微生物が混入した培養皿は廃棄されるものですが，フレミングはそれを廃棄せず，青カビがぶどう球菌の発育を阻害する物質を分泌しているのではないかと考えました．それがペニシリンだったというお話です．いわゆる serendipity の典型例と言われ，フレミングは偶然による大発見を呼び込む力を持っていたというわけです．ペニシリンはその後，生成され，第二次世界大戦中に実用化されたのでした．フレミングは 1945 年にノーベル賞を受賞しました．

　さて，この抗生物質を用いた治療法は化学療法（chemotherapy）と呼ばれましたが，現在，化学療法といえば抗がん剤のことを指すことが多いようです．抗がん剤もまた，ヒトの正常細胞にはあまり危害を加えないが，がん細胞の増殖を抑制することが要件となりますが，実際には大変な毒性を持つ薬剤も多いです．

1 代謝拮抗薬

　細胞は分裂を繰り返しています．それは正常細胞もがん細胞も同様です．ここに細胞周期というものがあります．G1 期，S 期，G2 期，M 期の 4 つの相からなります 図28 ．G1 期では細胞が次第に大きくなり，S 期では DNA の合成が行われます．ついで G2 期で細胞はさらに大きくなり，細胞分裂に向けて染色体が 2 つに分かれる準備（有糸分裂の準備）がなされ，次の M 期で細胞は 2 つに分かれます．その後，再び細胞は G1 期に入る，ということが繰り返されています．すなわち，DNA を正確に複製することが細胞分裂にとって極めて重要なのです．細胞の中には比較的長い期間分裂が起こらず G1 期に留まるものもあり，G0 期と呼ばれます．これは

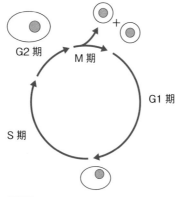

図28 細胞周期

がん細胞にも当てはまります.

表5 に白血病治療に用いられる主な抗がん剤を示します.

代謝拮抗薬はS期におけるDNAの複製を阻害する薬剤です. 逆にいうと代謝拮抗薬はS期にある細胞にしか効果を現さないともいえます. DNAの複製にはアデニン, グアニン (以上をプリンと総称する), チミン, シトシン (以上にウラシルを加えてピリミジンと総称する) の4つの核酸塩基が必要です **図29**. 6-メルカプトプリン (6-MP) はグアニンの誘導体で, S期における核酸合成に際してグアニンと競合することによりDNAの合成を阻害します. シタラビン (Ara-C) はシトシンの誘導体で, 同様にS期における核酸合成に際してシトシンと競合することによりDNA合成を阻害します. プリンの合成には葉酸が必要です. メトトレキサート (MTX) は葉酸と類似の構造を持ち, S期においてプリンの生合成を阻害します. ア

表5 白血病治療に用いられる主な抗がん剤

代謝拮抗薬	6-MP, Ara-C, MTX
高分子DNAに作用する薬剤	
アンスラサイクリン系薬剤	ダウノルビシン, ドキソルビシン
アルキル化薬	シクロホスファミド, イホマイド, メルファラン, ブスルファン
プラチナ化合物	シスプラチン, カルボプラチン
エピポドフィロトキシン	エトポシド, イリノテカン
その他の薬剤	
ビンカアルカロイド	ビンクリスチン, ビンブラスチン
酵素薬	L-アスパラギナーゼ
分子標的薬	レチノイン酸, イマチニブ, リツキシマブ

塩基	略号	分類	構造式
アデニン	A	プリン塩基	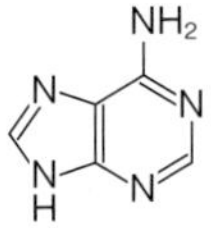
グアニン	G		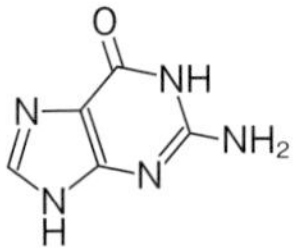
チミン	T	ピリミジン塩基	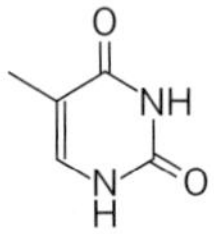
シトシン	C		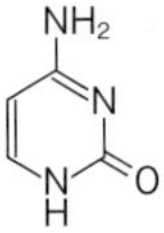
ウラシル	U		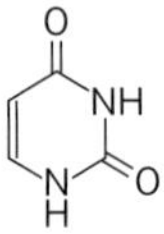

図29 核酸塩基

ミノプテリンは第二次世界大戦直後に急性白血病に対して初めて効果の示された記念碑的な薬剤でしたが，それは葉酸拮抗薬の一種でした．

ところで，この葉酸ですが，英語では folic acid で，ビタミンの一種です．驚いたことにこの日本語訳を作ったのは聖路加国際病院で長く活躍した日野原重明先生でした．日野原先生は先年，105 歳で亡くなられました．私も 30 年くらい薫陶を受けましたが，とてもアイデアの豊富な方で，「人間ドック」や「生活習慣病」ということばも日野原先生が作ったようです．

さて，小児の急性リンパ性白血病（ALL）に対する葉酸拮抗剤の使用は戦後，アメリカのボストン小児病院で始まりました．巨赤芽球性貧血という病気があります．ビタミン B_{12} あるいは葉酸の欠乏により，骨髄には若い赤芽球が白血病を思わせるように増殖します．でもそれらの赤芽球は赤血球になることはなく細胞死を起

こします．ビタミン B_{12} 欠乏の場合には，ビタミン B_{12} の吸収に必要な胃の内因子が欠乏して起こることが多く，別名「悪性貧血」とも呼ばれますが，ビタミン B_{12} を投与するとすっかり治ってしまいます．葉酸欠乏の場合は野菜を食べないなどの理由が多いのですが，葉酸が発見されたのは 1937 年でした．その頃ボストン小児病院の病理医だったシドニー・ファーバー（Sidney Farber）は ALL 患者に葉酸を

The New England
Journal of Medicine

Copyright, 1948, by the Massachusetts Medical Society

Volume 238	JUNE 3, 1948	Number 23

TEMPORARY REMISSIONS IN ACUTE LEUKEMIA IN CHILDREN PRODUCED BY FOLIC ACID ANTAGONIST, 4-AMINOPTEROYL-GLUTAMIC ACID (AMINOPTERIN)*

SIDNEY FARBER, M.D.,[†] LOUIS K. DIAMOND, M.D.,[‡] ROBERT D. MERCER, M.D.,[§]

ROBERT F. SYLVESTER, JR., M.D.,[¶] AND JAMES A. WOLFF, M.D.[‖]

BOSTON

IT IS the purpose of this paper to record the results of clinical and hematologic studies on 5 children with acute leukemia treated by the intramuscular injection of a synthetic compound, 4-aminopteroylglutamic acid (aminopterin). This substance is an antagonist to folic acid regarding the growth of *Streptococcus faecalis R.*

The occurrence of what he interpreted as an "acceleration phenomenon" in the leukemic process as seen in the marrow and viscera of children with acute leukemia treated by the injection of folic acid conjugates[1] — pteroyltriglutamic acid (teropterin) and pteroyldiglutamic acid (diopterin) — and an experience gained from studies on folic acid deficiency suggested to Farber that folic acid antagonists might be of value in the treatment of patients with acute leukemia.[2] Post-mortem studies of leukemic infiltrates of the bone marrow and viscera in patients treated with folic acid conjugates were regarded by Farber as evidences of an acceleration of the leukemic processes to a degree not encountered in his experience with some 200 post-mortem examinations on children with acute leukemia not so treated. It appeared worth while, therefore, to ascertain if this acceleration phenomenon could be employed to advantage either by radiation or nitrogen mustard therapy after pretreatment with folic acid conjugates or by the administration of antagonists to folic acid.[3] A series of folic acid antagonists was made available by Dr. Y. Subbarow and his colleagues.[3–6]

The objective data sufficient to justify research in the direction of antagonists to folic acid in the treatment of leukemia were obtained from studies on a four-year-old girl with a rapidly progressing acute myelogenous leukemia.[2] Treatment from February 17 to March 24, 1947, with pteroyldiglutamic acid (diopterin), in a dosage of 100 to 300 mg. intramuscularly daily, had no effect upon the hematologic picture. The patient appeared to be moribund. A second bone-marrow biopsy on March 25 verified the diagnosis of myelogenous leukemia. Pteroylaspartic acid, the first antagonist to folic acid to be employed in our studies, was given intramuscularly from March 28 to April 4 in amounts of 40 mg. daily without altering the clinical course. Post-mortem examination on April 4 revealed a markedly hypoplastic bone marrow, with a few immature cells. A change of this magnitude in such a short time has not been encountered in the marrow of leukemic children in our experience.

This observation was followed by clinical, laboratory, and post-mortem studies** on a group of 14 children with acute leukemia treated with pteroylaspartic acid and on 7 treated with methylpteroic acid. The details of these observations will be reported separately.

Sufficient encouragement was obtained from these observations to justify further studies on the effect of more powerful antagonists to folic acid on the course of acute leukemia in children. Since November, 1947, when a sufficiently pure substance became available, to the time of this writing (April 15, 1948) we have made studies on 16 children with acute leukemia to whom the most powerful folic antagonist we have yet encountered, 4-aminopteroylglutamic acid (aminopterin[††]) was administered by intramuscular injection. Many of these children were moribund at the onset of therapy. Of 16 infants and children with acute leukemia treated with aminopterin 10 showed clinical, hematologic and pathological evidences of improvement of important

*Presented at a meeting of the Division of Laboratories and Research, The Children's Medical Center, Boston, April 8, 1948.
This study was supported in part under Grant No. 250 of the National Cancer Institute, United States Public Health Service, and in part under a grant from the Charles H. Hood Dairy Foundation.
†Assistant professor of pathology, Harvard Medical School; pathologist-in-chief and chairman, Division of Laboratories and Research, The Children's Medical Center, Boston.
‡Assistant professor of pediatrics, Harvard Medical School; and physician to The Children's Medical Center, Boston.
§Research fellow in pathology and tumor research, The Children's Medical Center, Boston.
¶Research fellow in pathology and tumor research, The Children's Medical Center, Boston.
‖Research fellow in pediatrics, The Children's Medical Center, Boston.

**These studies were carried out by a group consisting of Sidney Farber, Gilbert G. Lenz, James W. Hawkins, Ernst Eichwald, Robert D. Mercer and E. Converse Peirce, II.
††This compound was first synthesized by the Calco Chemical Division of the American Cyanamid Company.

図30 アミノプテリンに関するファーバーの論文

投与してみましたが，効果があるどころか，白血病細胞は急激に増加（ファーバーは acceleration phenomenon と呼んでいます）してしまいました．そこから，白血病に対しては葉酸ではなく，葉酸拮抗薬を用いるべきであろうとのコンセプトのもと，新しく作られたのがアミノプテリンでした．アミノプテリンを 16 人の急性白血病小児に用いたところ，なんと，10 人で反応が見られ，症状が改善したのでした．ファーバーはその結果を New England Journal of Medicine に 1948 年に発表しました 図30．白血病を含むがんに対する化学療法時代の幕開けとなった記念碑的な論文です．私の上司だった細谷亮太先生は，ご自身が 1948 年生まれでもあるのでこの論文が大好きで，戦争が終わって初めて，人々は白血病の治療開発を始めたことを強調していました．この話には公私ともに後日談があります．

　この論文で治療された 16 人の患者さんのうち 15 人は病勢が再び強くなって亡くなってしまいました．しかし 1 人は治って成人になりました．彼の名は仮に「ジミー」とされ，広く知られることになる Jimmy fund という基金ができ，アメリカにおける小児白血病の臨床研究が加速します．当時ボストンにあったプロ野球チームのブレーブス，次いでレッドソックスが強力にバックアップしました．ジミーはずっと匿名でいたのですが，50 年後の 1998 年に名乗り出て，翌年のプロ野球オールスターゲームで始球式を務めた往年のレッドソックスの名選手テッド・ウイリアムズと対面するという感動的な場面も実現したのでした．

　もう 1 つは私の聖路加での最初のボス，西村昴三先生のことです．西村先生は 1929 年のお生まれです．京都府立医科大学を卒業した時に，たまたま自宅に駐留していたアメリカ人医師の好意で 1955 年に渡米しました．ドルの持ち出し制限のあるまだ大変な時代に，テネシー州メンフィスにあるラボナ（Le Bonheur）小児病院／テネシー大学に留学しました．米国の小児科専門医の資格を取得し（おそらく日本人第 1 号），医学博士の学位を取得し，次いでボストン小児病院に行き，ファーバーの弟子となったのでした．まさに小児がんに対する化学療法の勃興に立ち会ったことになります．当時ファーバーの周囲には後に名をなす有為な人材がたくさんいましたが，中でもダンジオ（D'Angio）とエヴァンス（Evans）は有名で，二人はこの後，フィラデルフィア小児病院（CHOP）に小児固形腫瘍の総本山を作ります．私も西村先生のご縁で何度か参らせていただきました．世界最高の小児病院といってよいでしょう．

　というわけで葉酸拮抗薬の話が長くなりましたが，このアミノプテリンはすぐにもう 1 つの類似薬物である MTX にとって代わられます 図31．MTX はより作用が

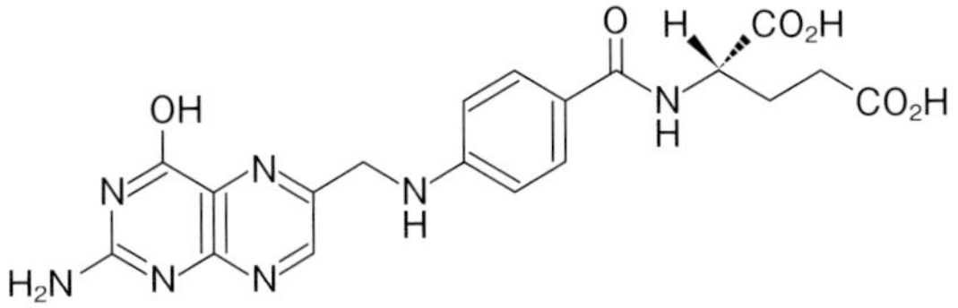

葉酸

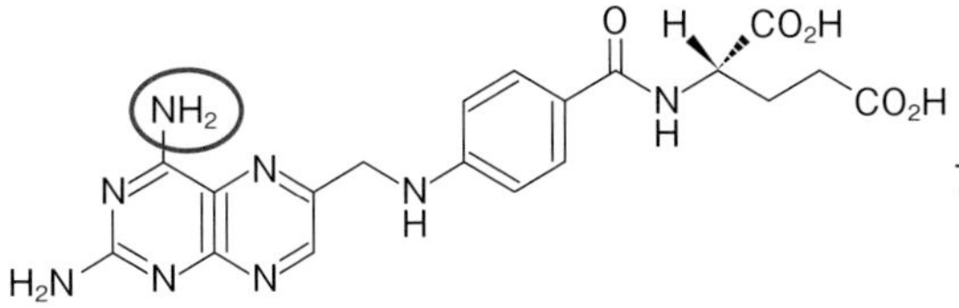

アミノプテリン

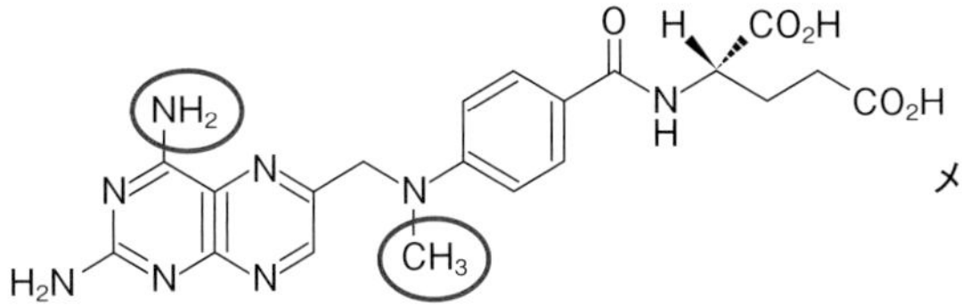

メトトレキサート

図31 葉酸と葉酸拮抗剤

強く，副作用も少なかったのです．MTX は現在，白血病のみならず，固形腫瘍や，リウマチなど膠原病の治療にも用いられています．

2 高分子 DNA に作用する薬剤

次の抗がん剤のクラスは高分子 DNA に作用する薬剤です 表5．これらは S 期で合成された高分子 DNA に作用します．アンスラサイクリン系薬剤は抗腫瘍性抗生物質とも呼ばれます．トポイソメラーゼ-II という DNA の高次構造を形成する酵素と結合し，その作用を阻害します．このグループの薬剤は投与総量に比例して慢性の心筋毒性を招来するので，各薬剤の積算量が一定量を超えないように注意が必要です．

アルキル化薬は DNA の塩基をアルキル化することにより高分子 DNA の機能を阻害します．第一次世界大戦で用いられた毒ガス（ナイトロジェンマスタード）を改良して開発されたという，驚くべき歴史を有します．これもある一定量を超えて用いると，不妊症になるなど，妊孕性の問題を起こすので注意を要します．

プラチナ化合物は比較的新しい抗がん剤であり，DNA に架橋を形成することにより細胞死を誘導します．細胞周期に関係なく効果を示すという特徴があります．副作用として用量依存性に腎毒性と聴力障害が起こるので，注意を要します．

エピポドフィロトキシンはアンスラサイクリン系薬剤と同様にトポイソメラーゼ-II を阻害します．この薬剤を大量に用いると二次性白血病を誘発することが知られており，注意を要します．

このように，高分子 DNA に作用する薬剤は晩期合併症をひき起こすことが知られています．治療計画を立てる時に配慮すべき事項です．それに対して，先に述べた代謝拮抗薬は晩期合併症を起こす可能性はほとんどありません．

3 その他の抗がん剤

ビンカアルカロイドは細胞のチュブリンと結合し，細胞分裂そのものを停止させます．末梢神経毒性があり，知覚の低下や便秘をきたします．ただし，晩期合併症は少ないです．

L-アスパラギナーゼは，腫瘍細胞内の L-アスパラギンを枯渇させ，そのために腫瘍細胞はタンパク質を合成できず細胞死に至ります．有害事象として急性膵炎が起こることがあり，注意を要します．また本製剤は大腸菌を用いて製造されるため，大腸菌由来物質に対するアレルギー反応を起こすことがあります．ただし，晩期合併症は少ないです．

分子標的薬は新しいカテゴリーに属するものです．

抗がん剤は一般にその効果が非特異的に現れます．それ対して分子標的薬は各疾患で明らかになった分子異常を標的として開発されたものであり，特異性が高いという特徴があります．レチノイン酸は急性前骨髄性白血病の異常なレチノイン酸受容体を，イマチニブはフィラデルフィア染色体陽性白血病でみられる bcr-abl という特殊なタンパク質を，リツキシマブは B 細胞性悪性リンパ腫細胞の表面にある CD20 分子を標的とします．従来の抗がん剤に比べて効果が高く，また副作用が少ないという大きなメリットがあります．分子標的薬は今後の抗がん剤開発の主役になると考えられます（70 頁参照）．

4 ステロイド剤

化学療法は主に抗がん剤により行われますが，急性リンパ性白血病と悪性リンパ腫においては抗がん剤に加えて副腎皮質ホルモン（ステロイド剤）が用いられます．これは副腎皮質ホルモンがリンパ球に対して殺傷効果を有するためです．また ALL ではステロイド剤に対する反応がよい患者ほど治りやすいことがわかっています．

JCOPY 498-22532

5　抗がん剤投与で共通にみられる副作用とその対策

　抗がん剤の大部分は非特異的に作用するため，細胞分裂のさかんな臓器に対する副作用は免れません．生命の危機をきたすような危険な薬剤が標準的な治療薬として用いられていることががん治療の大きな特徴とも考えられます．したがって小児がん治療は，経験の多い施設で経験の豊かなスタッフによって行われるべきです．

　細胞分裂の盛んな臓器の代表は骨髄と口腔粘膜，消化管粘膜，そして毛髪です．

　抗がん剤の骨髄毒性により，造血の抑制が起こる．通常骨髄抑制は薬剤の投与開始後7〜10日で起こり，2〜3週間持続します．貧血に対しては赤血球輸血が，血小板減少に対しては血小板輸注が行われます．好中球減少に対する好中球の輸注は，好中球の寿命が1日以下と短いためほとんど意味がなく，ごく特殊な状況（好中球回復直前の極めて重篤な感染症）でしか行われません．それに代わって抗生物質や抗真菌剤が投与されます．好中球を増加させる薬剤（G–CSF）もありますが，予防的な使用はあまり意味がないことがわかっています．ただし，固形腫瘍においては，治療間隔の短縮を目的として使用されます．

　口腔粘膜の障害に対しては口腔の愛護的な保清や軟膏の塗布など対症的な治療が行われます．消化管粘膜の保護は困難です．毛髪の保護も困難ですが，化学療法終了後には再び生えてくるため，長期的な問題はありません．ただし，移植に際して用いられる大量ブスルファンの後には生えにくい場合もあります．

　一般に抗がん剤は肝臓で代謝・解毒され，腎臓から排泄されます．したがって肝毒性と腎毒性はほぼ必発です．この対策としては，抗がん剤とともに大量の輸液を行って大量の尿を確保し，薬物の代謝産物を積極的に体外に排出することが重要となります．

　抗がん剤投与に伴い，悪心・嘔吐が惹起されます．これに対してはセロトニン拮抗剤の予防投与が行われ，かなりの効果があります．ただし嘔吐には精神的な要因（予期嘔吐：抗がん剤投与を予想することだけでも嘔吐が起こる）も関係するため，がん治療中の精神的なサポートがきわめて重要です．

6　G-CSF を予防的に用いない理由：二重盲検試験による

a）ALL（急性リンパ性白血病）

　好中球減少期間を短縮させることが可能なため感染症による入院日数は短くなったが，入院の頻度は変わらず，EFS（無病生存率）は変わらなかった．二次性 MDS

と白血病はわずかだが G–CSF 投与群で多かった（Pui CH. N Engl J Med. 1997; 336: 1781-7）.

b）AML（急性骨髄性白血病）

好中球減少期間，好中球減少性発熱や grade 2 以上の感染症の発生頻度，入院日数などに差はなく，抗生剤使用頻度も減少しなかった（Inaba H. Cancer. 2011; 117: 1313-20）.

以上より，白血病の治療において G–CSF は好中球減少期間が遷延するか重症感染症に罹患した場合のみ用いるべきとされます.

JCOPY 498-22532

7. ALLの治療開発の歴史

I 多剤併用化学療法の開発

　ボストンのFarberが代謝拮抗剤であるアミノプテリンを用いたのち，様々な抗がん剤が開発されました．St. Jude小児病院のピンケル（Pinkel）がALLは治癒しうることを示しました．そして1970年代にドイツのBFMグループのリーム（Riehm）が病初期からの多剤併用の強力な化学療法が効果的であることを示しました．ここではALLの治療開発の歴史を述べます．

1 寛解導入療法

　ステロイド剤を4〜5週間毎日投与し，ビンクリスチンを週1回，合計4〜5回静注する．これにアスパラギナーゼを8〜9回，2〜3日に1回点滴静注または筋注するという3種類の薬剤による治療は，現在，世界中どこでも行われています．これにもう1種類，ダウノルビシンの点滴静注を週1回2〜4回加えるかどうかはリスクによって決まります。ダウノルビシンを加えると寛解率が高くなる可能性はありますが，好中球減少が強く出るので感染症のリスクは高くなります．

　ステロイド剤については，プレドニゾロン（PSL）とデキサメタゾン（DEX）のどちらを用いるかも論争になりました．PSLに比べてDEXは中枢神経系への移行が良好なので，中枢神経白血病の予防により効果があるのですが，その分，気分の変調や，10歳以上で用いると晩期合併症としての大腿骨骨頭壊死の頻度が高まるなどの副反応があります．またPSLの通常量60mgがDEXで何mgに相当するのかなど，世界中で比較試験が行われました．現在の考え方は，リスクによって使い分ける方向であるといえます．

　ビンクリスチンは，短期的には末梢神経麻痺という副反応があります．便秘や歩き方がぎこちなくなったり，顎が痛くなったりしますが，長期的な問題はありません．ALLのキードラッグとしての評価は不動です．

　アスパラギナーゼは，アスパラギンというアミノ酸を分解する酵素です．白血病細胞は正常細胞と異なり，生体内でアスパラギンを合成できないという理屈で使われ始めました．この薬剤は大腸菌に作らせてから純化します．そのALLに対する効果は証明されているのですが，副反応として，20%以上の患者にアレルギー反応が

みられます．その症状は軽い発疹から呼吸困難や低血圧を呈するアナフィラキシーまであり，注意して投与すべき薬剤です．幸い，寛解導入中にアレルギー反応が起こることは少ないのですが，後になるほど多くみられます．このアレルギー反応は患者がアスパラギナーゼに対してIgE抗体を産生することによって起こるのですが，一度アレルギー反応がみられた場合にはそれ以後の投与はできなくなることが多くて困ります．実際，IgE抗体ができると，中和抗体であるIgG抗体もできることが多いので，アレルギーが出た後にアスパラギナーゼを投与しても薬剤の効果は発揮されません．また中には，アレルギー反応がなくてもIgG抗体ができることがあり，その場合にも体内の中和抗体で薬剤の作用（アスパラギナーゼ活性という）は打ち消されます．このように特に症状がないのに中和抗体を持つことをsilent inactivation（静かなる不活性化）と呼びます．ですので，アスパラギナーゼ投与中には，たとえアレルギーがなくても定期的にアスパラギナーゼ活性を測定する必要がありますが，その検査はまだ保険を通っていません．

ところで，このように大腸菌由来のアスパラギナーゼに対するアレルギー反応が起こった患者に対しては，erwiniaという他の細菌由来のerwinaseというアスパラギナーゼ製剤があり，欧米では用いられているのですが，生産量が少ないこともあり，日本国内ではまだ発売されていません．

このほか，アスパラギナーゼの副反応として，急性膵炎があります．これは数%以下と頻度は低いのですが，起こると大変です．腹痛とショック症状（血圧低下）で発症します．化学療法を全て中断して，1カ月以上，膵炎の治療に専念する必要があります．恐ろしい合併症です．

アスパラギナーゼはこのように様々な問題のある薬剤ですが，晩期合併症の視点からみるととてもよい薬剤です．20年ほど前にPEG（ポリエチレングリコール）をアスパラギナーゼと結合させ，効果を持続させる製剤が作られました．これを用いると，寛解導入中に1〜2回投与するだけで効果を発揮します．アレルギー反応が起きる頻度も低くなります．残念ながらまだ国内では発売されていません．

ダウノマイシンは，短期的には大きな問題は起こりませんが，使用量が増えてくると心筋障害が出てきます．ですので，総投与量が一定の値を超えないように治療計画が作られています．

このように一口に寛解導入療法といっても，その作用は様々で，また副作用のプロフィールも様々です．歴史の検証を経て，現在の形ができあがってきたわけです．

寛解導入中には抗がん剤の髄注も2〜3回行われます．これもメトトレキサート

JCOPY 498-22532

（MTX）だけを投与する方法と MTX＋シタラビン＋ステロイド剤を合わせて投与する三者髄注（triple IT）があります．簡単にいえば，MTX 単独に比べて三者髄注射は効果も高いが副反応もあると考えてよいのですが，一定の見解はありません．

2 強化療法

BFM グループではシクロホスファミド（CPA）とシタラビンと 6-MP の 3 種類の薬剤が用いられます．国内でも BFM 型が用いられています．

CPA は出血性膀胱炎をきたすことがあるので，それを予防するために約 1 日，大量の点滴を行って尿を膀胱にためないようにします．出血性膀胱炎を予防するメスナ®（ウロミテキサン）という薬剤を同時に投与することもあります．CPA は総投与量が一定量を超えると不妊を引き起こすことがあるので，注意して治療計画が作られています．

シタラビンは通常量では大きな問題は起こりません．大量投与を行うと，インフルエンザのような発熱や，角膜炎が起こることがあります．

6-MP は経口薬です．前に述べたように NUDT15 遺伝子の多型によっては，好中球の減少期間が長くなります．

3 中枢神経再発予防治療

大量 MTX が用いられることが多いです．ロイコボリン®（ホリナートカルシウム）による正常細胞の救済が必要です（91 頁で後述）．

なお，MTX は晩期合併症に結びつくような問題はありませんが，この時期に脳の MRI（核磁気共鳴画像診断）を行うと，白質脳症と診断されることがあります．これは脳の内側の白質に異常信号が出るのですが，実際に症状はありません．また数カ月後に MRI をとると正常化していることも多いので，一過性の変化と考えられます．脳内で薬剤が効果を有することの証明ともいえるかもしれません．

4 再寛解導入

寛解導入を少し短くした治療です．アスパラギナーゼによるアレルギー反応が，寛解導入の時に比べて起こりやすいので注意を要します．

5 維持療法

連日の 6-MP と週 1 回の MTX の経口投与が標準です．

この維持療法の期間をどうするかも大きなテーマであったことは後に述べます（91頁参照）.

以上の ALL 治療の骨格は，世界中で似たものになってきています．現在の問題は，リスク分類をさらに詳細に行うことです．多くの治療計画ではリスクを4つ以上に分けています．すなわち，低リスク群，標準リスク群，中間リスク群，ハイリスク群，場合によっては超ハイリスク群です．リスク分類に用いられる指標はいわゆる予後因子です．年齢と白血球数，染色体異常，MRD（微小残存病変）が多く用いられていますが，白血病細胞の遺伝子異常の研究は日進月歩ですので，まだまだ最終決定には至らないと思います．それに加えて，特定の遺伝子変化だけを標的にする分子標的治療がどんどん開発されているので，リスク分類はどんどん複雑化しています．まさにテイラード医療あるいは個別化医療の時代になってきています．究極的には，リスク群は患者の数だけ必要になるかもしれません.

Ⅱ　日本国内の研究の歴史

国内の白血病のグループ研究は 1969 年に東京で始まりました 図32. 慈恵医大，日本医大，順天堂大，東京大，聖路加国際病院，慶應大，横浜市大，東邦大，昭和大，国立小児病院，国立がんセンターの医師が集まり，第1次案を開始させました．その後，約2年ごとに治療計画を改定し，2004 年には第16次案まできました 表6. 1975 年には全脳照射を行い，1978 年には T 細胞型 ALL を区別できるようになり，1981 年には無作為割付（ランダマイゼイション）が始まっており，世界的にみてもさほど後進的ではありません．その後，全国の他の3つのグループと統合され，2003 年には全国をカバーする JPLSG が結成されました．これは ALL のみならず，急性骨髄性白血病（AML）やリンパ腫，組織球症などの血液腫瘍を網羅する研究グループです．後に，脳腫瘍，神経芽腫，肝腫瘍，腎腫瘍，横紋筋肉腫，ユーイング肉腫などの固形腫瘍の研究グループが統合され，2014 年に血液腫瘍と固形腫瘍を合わせた JCCG が誕生しました 図33.

グループ研究のメリットは計り知れませんが，例えば，中央診断（病理診断，遺伝子診断，画像診断など）により診断の精度が高くなる，検体保存が行われることにより基礎研究が進展しやすくなる，データセンターが患者情報を管理することにより臨床試験の質が高くなる，そしてがん種を超えて患者の長期フォローアップを行う体制ができることなどが挙げられます．副産物としては厚労省や文科省，AMED（日本医療研究開発機構）などから競争的研究費を獲得しやすくなり，また

東京小児急性白血病治療共同研究委員会

研究実施要綱

第一次案

昭和44年2月22日

(本研究は財団法人がんの子供を守る会よりの研究費による)

東京小児急性白血病治療共同研究委員会

委員名簿 (順不同)

慈恵大学	赤塚順一
日医大オ一医院	植田穣
順天堂大学	西川俊夫
東京大学	近江恵子
聖路加国際病院	西村昂三
慶応大学	山田兼雄
横浜市大	松山秀介
東邦大学	青木継稔
昭和大学	石川昭
国立小児病院	○小出亮
〃	○田口信行
国立がんセンター病院	塙嘉之
〃	○伊勢泰

○印 診断委員

I 研究計画実施要綱

1. 研究目的

近年、諸化学療法の進歩には目ざましいものがあり、特に小児急性白血病の治療法の進歩は全く日進月歩である。

今や、小児の急性白血病では、その生存期間は1年から2年は普通となり、5年生存さえも稀有ではなくなりつつある状態である。

しかし、その治療法は進歩したとは云え、どの治療法が最も優秀であるかについては、未だ未定と云わざるを得ない。又、その症例数がかぎられている関係上、新らしい抗白血病剤が出現しても、その評価には少なからざる年月を要している。

この様な状況の中で、如何なる治療法がすぐれ、どの薬剤を日常の臨床に採用すべきかをすみやかに決定さるためには、症例の集中と各研究者の共同が最も必要と考えられる。

本委員会は、主として小児の急性白血病を対象とし、各種化学療法剤の治療効果及び副作用を検討し、各剤の最適な投与方法を探究するのを目的とする。

−1−

更には、本委員会の得た研究結果は、これを広く公表して、がんになやむ我が国の不幸な小児の救済にいささかなりとも貢せんとするものである。

2. 研究機構

(1) 本委員会は、東京及びその附近の治療施設に勤務する小児科医で小児の急性白血病治療に特に関心と経験を有する委員(施設)をもって構成する。

(2) 本委員会に各症例の病型(細胞)の分類にあたる細胞診断委員若干名をおく。

3. 研究方法

(1) 対象

各委員の属する病院及び各委員の関係する病院に発生した急性白血病で未治療のものとする。ただし、L-*asparaginase* は原則として既治療の急性白血病及び未治療又は既治療のリンパ肉腫とする。

(2) 化学療法の選択

急性白血病で未治療のものは、別項方式1、2、及び3のいずれかとする。3者の中いずれをとるかは各委員

−2−

図32 東京グループの治療研究「第一次案」

東京小児急性白血病治療共同研究委員会

1969 年	TCLSG 発足	代表世話人: 堤　嘉之先生
1971 年	第 3 次案	
1973 年	第 5 次案	代表世話人: 伊勢　泰先生
1975 年	第 7 次案　全脳照射開始	
1978 年	第 9 次案　T-ALL，リスク群の概念	
1981 年	L81-10　割り付け（封筒法）	TCALSG → TCLSG（"Acute" 削除）
1989 年	L89-12　国立小児病院にデータセンター	1988 年から TCCSG
1992 年	L92-13　短期維持療法	会長: 西村昂三先生
1995 年	L95-14　DEX vs PSL RCT	会長: 中澤眞平先生
1999 年	L99-15	会長: 土田昌宏先生
2004 年	L04-16	会長: 小原　明先生

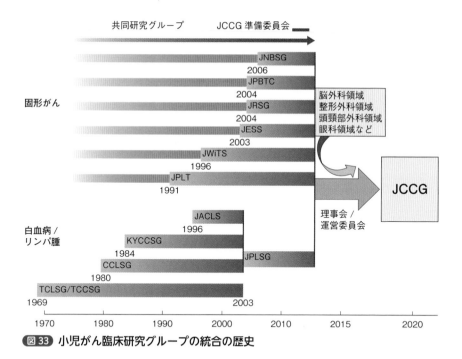

図33 小児がん臨床研究グループの統合の歴史

国際共同研究や患者会との協働もしやすくなります 表7．約 50 年前からこのような仕組みを作ってきた先達の皆さまに感謝したいと思います．

表7 臨床研究グループの統合

小児がんの患者は少ない：グループ研究が必須

血液腫瘍
    1969 年から全国に 4 つの研究グループが発足
    → 2003 年に全国のグループを統合した
固形腫瘍
    研究グループの結成は遅れ，統合も遅れた
    → 2014 年に白血病と固形腫瘍を統合する JCCG 結成

中央診断：病理，遺伝子検査，画像診断，検体保存
データセンター，フォローアップ体制
AMED などの競争的研究費の活用
国際共同研究
患者会との協働

Ⅲ 造血幹細胞移植

　骨髄移植をはじめとする造血幹細胞移植（hematopoietic stem cell transplantation: HSCT）について述べます．

　私が医師になった 1985 年にはまだ骨髄バンクはなく，移植療法は手探りの状態でした．1960 年代から欧米では移植が行われており，特にシアトルは移植のメッカで，中心人物だった Donnall Thomas は 1990 年にノーベル賞を受賞しました．国内では 1973 年に国立病院九州がんセンターの小児科で白血病に対する骨髄移植が行われました．ニューヨークのスローンケタリングがんセンターに留学した田坂英子先生が行ったのですが，素敵な先生で，国内の学会にはめったに姿を現さないけれど，国際小児がん学会（SIOP）に行くとお会いできるという気位の高い方です．そのお弟子さんの岡村純先生は私の畏友ともいうべき先生ですが，この時の移植についての苦労話を伺ったことがあります．これが HLA（白血球の型，後述）を合わせて実施された国内における近代的な骨髄移植の最初の小児実施例と思われます．

1 HSCT の種類 表8

　造血幹細胞を用いて骨髄機能の回復をめざす治療法を造血幹細胞移植（HSCT）と総称します．患者に注入される幹細胞の種類により，骨髄移植，末梢血幹細胞移植，臍帯血移植に分けられます．またドナーの種類により，患者本人からの移植である自家移植（autologous transplantation）と他人からの移植である同種移植（alloge-

表8 造血幹細胞移植（HSCT）の種類

骨髄移植
  同種移植
    家族内ドナー*
    非血縁ドナー（骨髄バンク）
末梢血幹細胞移植
  自家移植
  同種移植
    家族内ドナー*
    非血縁ドナー（骨髄バンク）
臍帯血移植
  同種移植
    家族内ドナー*（ほとんど行われない）
    非血縁ドナー（臍帯血バンク）

*このうち一卵性双生児からの移植は同系移植と呼ばれる.

neic transplantation)に分けられます．自家移植は患者本人の幹細胞を採取して凍結しておき，後に解凍して用いるもので，主に固形腫瘍に対する治療として行われます．同種移植は，定義の上では他の動物の細胞を用いる異種移植に対する言葉で，ヒトからヒトへの移植です．実際にはヒトに対する異種のHSCTは行われません．同種移植の中に自家移植と他人からの移植があるのですが，一般に同種移植は，自家移植ではなく他人からの移植を指します．英語風に自家移植(autologous HSCT)は「オートの移植」と呼ばれ，同種移植（allogeneic HSCT）は「アロの移植」と呼ばれることがあります．自家移植は白血病に対して1990年代には行われましたが，効果が十分でないため，現在ではほとんど行われていません．同種移植はさらに家族内（血縁）ドナーからの移植と非血縁ドナーからの移植に分けられます．一卵性双生児からの移植は特に同系移植と呼ばれます．同系移植の場合，白血病では後述するGVHDが出ないので，移植自体の成功率は高いものの，同じ理由で再発も多いので，白血病に対しては行われません．

　一般的にはドナーは患者とHLA（＝白血球の血液型のこと）のA座，B座，DR座が一致する必要があります．最近はC座も合わせる意義がわかってきました．

　歴史的には，まず1960年代後半にHLA一致同胞（＝兄弟姉妹のこと）からの骨髄移植が免疫不全患者に対して行われました．次いで1970年代に白血病と再生不良性貧血患者に行われるようになりました．当初はHLA一致同胞からの骨髄移植が主でしたが，1980年代から各国に骨髄バンクが作られ，HLA一致非血縁ドナーからの骨髄移植が行われるようになりました．

　日本国内では上述のように1974年以降に同胞ドナーによる骨髄移植が始まりま

JCOPY 498-22532

した．そして移植を必要とするのに同胞ドナーがいない患者のため 1989 年に東海地区に骨髄バンクが作られ，非血縁ドナーからの骨髄移植が行われ始めました．2019 年現在では全国規模の公的な日本骨髄バンクが運営され，登録ドナー数は 50 万人を超えています．

末梢血幹細胞移植は，1980 年代に，化学療法後の骨髄機能の回復時に末梢血中に出現してくる幹細胞を凍結保存した後，必要時に解凍して輸注する自家移植として開始されました．1990 年代に入り，HLA 一致家族をドナーとし，顆粒球増殖因子（G–CSF）を用いる同種末梢血幹細胞移植が行われるようになりました．骨髄移植に比較して，ドナーに全身麻酔を施す必要がないなどの利点はありますが，正常人に G–CSF を投与することがどの程度安全かは未解決です．現在は骨髄がよいか末梢血にするかをドナーが選択する時代になってきました．なお，骨髄移植に比べて末梢血幹細胞移植は慢性 GVHD が強く出る傾向があるため，小児白血病に対しては骨髄移植が好んで行われています．

臍帯血移植は 1990 年代後半に開始されました．まず分娩時に臍帯血を凍結・保存して必要な場合に解凍して患者さんに輸注する方法です．現在では地域別に臍帯血バンクが設立され，バンク相互のネットワークもできています．骨髄移植あるいは末梢血幹細胞移植と異なり，臍帯血移植では GVHD が軽いことがわかっているので HLA が完全に一致する必要はなく，ドナーが見つかる可能性は高くなります．また開始当初は患者の体重に見合った細胞数が得られやすい小児において多く行われていましたが，現在では成人においても積極的に行われるようになってきました．

ここ 10 年増えてきたのは家族内ドナー，特に親子間の移植です．HLA は両親から半分ずつ遺伝するので，親子の間の HLA は必ず半分は合っており，これをハプロ移植（ハプロは半分の意味）と呼びます．当然ながら拒絶や GVHD（後述）は起こりやすくなりますが，薬剤の使い方が進歩した結果，可能になりました．骨髄バンクでドナーがすぐにみつからないような患者にはとてもありがたい方法といえます．

② 移植の成否に関わる因子

骨髄移植療法の進歩は HLA についての理解と GVHD（移植片対宿主病）の予防・治療に大きく依拠してきました．当初はドナーと患者の HLA は各 2 座からなる A, B, DR の 6 座すべてを一致させる必要があると考えられていました．検査法は当初

は血清検査でしたが，現在では DNA 検査が導入され，詳細な解析が可能となりました．その結果，非血縁骨髄移植において，欧米においては DR 座が一致することが重要とされましたが，国内では A 座がより重要であるなど国・民族により違いがあること明らかにされてきました．前述のように，移植前処置を工夫することにより，ハプロ移植も行われるようになってきました．

GVHD は移植後の最も大きな合併症でしたが，1980 年代に免疫抑制剤としてシクロスポリンが導入された後，コントロールが比較的容易になりました（後述）．

移植前処置については，全身放射線照射またはブスルファンと CPA の組み合わせを基本に，様々なレジメンが提案されています．最近では，強力な免疫抑制剤であるフルダラビンを用いた臓器毒性の少ない，いわゆる骨髄非破壊的同種移植（＝ミニ移植）が，主に高齢者において試みられています．この移植法は，移植後早期の合併症死亡を減らすことができるようです．白血病の再発が起こりにくくなるような工夫ができれば，小児でも用いられていくと考えられます．

その他の因子としては，輸血や感染症対策など，支持療法の進歩があげられます．特に，ガンシクロビルの導入は移植後のサイトメガロウイルス（CMV）感染症のコントロールに大きく寄与しています．

移植後の再発，あるいは EB ウイルスによるリンパ増殖性疾患に対しては，ドナーの末梢血リンパ球の輸注が有効なことがわかってきました．

3 移植片対宿主病（GVHD: graft versus host disease）

臓器移植に際して，ドナーの臓器に含まれるリンパ球により引き起こされる病態です．主に骨髄移植などの造血幹細胞移植に伴って起こります．従来は開心術の際など，大量輸血に伴ってみられる輸血後 GVHD が多かったのですが，血液製剤に放射線照射を行うようになり，その頻度は激減しました．

なお GVHD は他人（ドナー）の細胞によって起こるので，当然のことながら同種移植後でのみみられます．すなわち，自家移植後では起こりません．

a）急性 GVHD

同種移植後 100 日以内にみられる GVHD を指します．通常は幹細胞の生着（ドナー由来の幹細胞が好中球を作り始めること）後に起こります．臨床症状としては主に皮膚と肝，消化管の 3 つの臓器に障害が起こります．皮膚では手掌や足底，顔面，前胸部に斑状丘疹として出現することが多く，瘙痒感を伴います．重症化すると全身に広がり全身紅斑や水疱，剥離を起こします．肝臓では，胆汁うっ滞性の肝

JCOPY 498-22532

障害として起こり，黄疸の程度で重傷度を分類します．消化管では，主に水様の下痢として出現します．1日数Lの下痢便がみられる場合もあります．重症度は上記3臓器の障害を組み合わせて決まります．薬剤アレルギーあるいはウイルス感染症との鑑別が困難な場合も多いため，生検による病理学的診断により診断を確定することもあります．

治療としてはステロイド剤あるいは免疫抑制剤を投与します．ただしこれらの治療を強く行うことにより，ウイルス感染症が誘発されたり，TMA（血栓性微小血管障害：thrombotic microangiopathy）が引き起こされたりすることがあり，注意を要します．

GVHDの予防法は移植の種類により異なりますが，シクロスポリンや短期MTX，タクロリムスなどが用いられます．一般に血縁者間移植では軽いGVHD予防が，非血縁者間移植では強いGVHD予防が行われます．

なお，再生不良性貧血などの非腫瘍性疾患ではGVHDの出現は患者の利益になりませんが，白血病ではある程度のGVHDの出現は，白血病の再発防止に意味があるとされています．これを移植片対白血病効果（GVL効果，graft versus leukemia効果）と呼びます．

b）慢性GVHD

同種移植後100日以降にみられるGVHDです．急性GVHDと異なり，自己免疫疾患類似の症状を呈します．皮疹，色素沈着，色素脱色，強皮症様からなる皮膚症状と胆汁うっ滞性肝障害を主症状とし，その他に涙腺や唾液腺からの分泌の障害による乾燥症候群，消化器症状（嚥下障害，慢性下痢，るいそう），呼吸器症状（閉塞性肺疾患），関節症状など，多彩な症状がみられます．治療は免疫抑制剤の投与および対症療法（人工涙液，人工唾液，整形外科的処置，ほか）です．限局型と全身型に分けられますが，後者の治療は容易ではありません．

4　同種移植の適応疾患

ここで「適応」と書きましたが，これは医学用語です．「環境に適応する」とかで使われる「適応」ではありません．医学用語の「適応」は，ある疾患に対してある治療が最善の治療として推奨されることを指します．

従来，先天性免疫不全症，再生不良性貧血，慢性骨髄性白血病，急性白血病などが適応でしたが，現在では糖原病などの先天性代謝異常症や自己免疫疾患（膠原病），あるいは腎細胞がんなどの固形腫瘍（これは成人ですが）にも適応が広がって

きています.

　一方，移植療法以外の治療方法が進歩することにより，適応が限られてきている疾患もあります．すなわち，急性リンパ性白血病（ALL）では小児の場合初発時からHSCTの適応になることは少なく，寛解導入不能例や，発症3カ月後の微少残存白血病（MRD）陽性例など，わずかに数％です．再発した難治ALLが移植適応となりますが，いわゆる晩期再発（治療終了後6カ月より遅いもの）では適応にならないこともあり，必ずしも行われません．急性骨髄性白血病でも初発時からの移植適応は減っています．小児に対する造血幹細胞移植は，成長障害や不妊症など，晩期合併症が問題になることが多く，適応を狭めるべく努力が続けられているのです.

　ただ，同じ急性白血病でも，成人では化学療法への反応が悪いものが多いので，移植は多く行われています．例えばフィラデルフィア染色体陽性ALLは小児では数％と頻度も低く，分子標的薬と抗がん剤の併用により，多くの例で移植が避けられることがわかってきています．一方，成人ではフィラデルフィア染色体陽性ALLは多く，年齢とともにさらに増え，老人ではALLの半数にも及びます．成人では小児に比べて化学療法の毒性が強く出ることが多いので，無理をせず，分子標的薬を用いて寛解に導入したのちに同種移植を行うことにより，高い治癒率が得られるようになりました．晩期合併症は小児より軽いとは言えませんが，成長発達や妊孕性の意味づけは異なります．本人からの同意が得やすいことも小児と異なります.

　現在，移植後の晩期合併症を減らすべく努力が続けられています．例えば全身放射線照射や大量ブスルファンが予定されている患者では事前に精子あるいは卵子（場合によっては卵巣組織）を採取して凍結保存して将来の妊孕性の低下に備えたり，骨髄非破壊型の前処置を採用したりすることが多くなってきました．最終的には，分子標的治療や最近開発された細胞療法がHSCTにとって代わる可能性があります（70頁参照）.

5　移植療法の実際

　HSCTは極めて強力な治療法であり，難治性疾患にも効果を示します．その一方，毒性も強く危険な治療法でもあります．また小児科の医師部門・看護部門のみならず，小児外科・麻酔科・放射線治療部・輸血部・検査部・薬剤部・栄養科・リハビリ・患者とドナーの精神的なサポートなど，実に多くの部門の強力な協力関係が必要となります．具体的な移植の手順を 表9 に示します．普段から多部門のスタッ

表9 小児の難治性白血病に対する同種骨髄移植の手順

患者への初期治療: 多剤併用化学療法・輸血などの支持療法
本人と家族の HLA 検査（ドナーの探索）
→ドナーの選択，本人およびドナーへの説明と同意の取得
→ドナーの健診・自己血貯血 1〜2 回（輸血部）

→患者への中心静脈カテーテルの挿入
→患者への全身放射線照射（必要時）
→患者への超大量抗がん剤治療（約 1 週間）

→全身麻酔下にドナーから骨髄を採取，患者に細胞を輸注（Day 0）
→無菌室治療（約 3 週間）
→骨髄回復後リハビリテーションを行い退院

フからなる会議を行い，治療計画の事前の綿密な打ち合わせをする必要があります．以上からわかるように移植療法はまさに現代の最も先端的な医療であり，また各医療チームの実力が発揮される試金石とも呼べるかもしれません．

「Ⅲ．造血幹細胞移植」の項は，岡村純先生に御校閲をいただきました．ここに記して感謝を申し上げます．

8. 白血病の再発

1 臨床的なこと

　再発，嫌な言葉です．英語では relapse．白血病の治療に際して避けて通りたい言葉ですが，でも，そもそも再発するには，その前に病気がおさまっていなければならず，その状態を寛解と呼んでいたのでした．白血病治療の歴史を考える上で，2つの大きな転回点があったと思います．まず1つ目はもちろん，ファーバーによる化学療法の開始です．ALL 患者の白血病細胞は採血しても骨髄検査をしてもいったんはみえなくなりました．でも，初期にはそれは治癒を意味するわけではなく，病気は残っているからというのでそれを寛解と名付けました．すなわち，再発することは折込み済みであったのです．ですから ALL の治療には終了がない，治療は再発するまで続けるという状態でした．2つ目の転回点は，ALL の治療にも終わりはあるという，ピンケルによる白血病が治癒しうるという概念でした．2000 年以後，世界中で小児 ALL の治療成績はとてもよくなり，1回も再発しないで治癒する患者は80%を超え，再発しても最終的に治癒する患者は 10%ほどいて，合わせると 90%を超えるような時代になっています．私が医師になった 1985 年には再発なく治る患者は半分くらいしかいませんでしたから，まさに隔世の感があります．しかしながら，このように再発する患者が減ってくると，再発が起きた時に受ける患者，家族，医療者の衝撃はかえって大きくなっているかもしれません．戦いはまだ続いているのです．

　さて一口に再発といっても，それにはまた分類があります．医学というのは分類が好きなのです．**表10** にドイツの BFM グループのものを示します．まず B 細胞型か T 細胞型に分かれます．そして再発の起きた時期と，どこに病気が再発したか（再発部位）を組み合わせて分類します．極早期というのは ALL に対する治療開始後 18 カ月以内の再発です．通常 ALL に対する治療は 2 年以上行われますから，これは治療中再発といいかえてもよいです．一方，晩期は治療終了後 6 カ月よりあとの再発です．残りの治療開始後 18 カ月以後から治療終了後 6 カ月までの再発は早期と分類されます．また再発部位については髄外単独再発（多くは中枢神経と男子の睾丸です），髄外と骨髄の同時再発，そして骨髄単独再発に分かれます．これらを組み合わせた上で，患者は SR (standard risk: 標準リスク)，IR (intermediate

表10 BFM による ALL の再発の分類
(Borgmann A. Blood. 2003; 101: 3835-9)

ALL のタイプ	B 細胞型		
再発部位	髄外単独	髄外＋骨髄	骨髄単独
再発時期			
極早期	IR	HR	HR
早期	IR	IR	HR
晩期	SR	IR	IR

ALL のタイプ	T 細胞型		
再発部位	髄外単独	髄外＋骨髄	骨髄単独
再発時期			
極早期	IR	HR	HR
早期	IR	HR	HR
晩期	SR	HR	HR

risk: 中間リスク），そして HR（high risk: 高リスク）に分かれ，それぞれ別の治療が行われます．複雑ですね．なぜ，こんなに複雑なことをするのか．ここには小児がん専門医の叡智が結集されており，またデータによる裏付けがあるのです．以前私と一緒に働いたこともある小川千登世先生は Ms. 再発とも呼ぶべき先生ですが，この ALL の再発を専門として主にヨーロッパの研究者と議論を重ねてきました．

　まず T 細胞型は再発すると B 細胞型と比べて治りにくいことが知られてきました．ですので，全体に T 細胞型のリスクは高くなっています．再発には大きく 2 つの理由が考えられます．1 つ目は，白血病細胞が薬剤に抵抗性であること．その場合，白血病は早期に再発します．2 つ目は，白血病細胞は薬剤に対して抵抗性ではない（これを感受性が高いといいます）けれど，薬が十分に到達しないこと．中枢神経や睾丸は抗がん剤が入りにくいので，白血病にとっては「聖域」と呼ばれます．ここに白血病細胞が残っていると，たとえ数は少なくても，治療が終了するとだんだん数が増えていって再発に至るだろうと考えたわけです．逆に言うと，もともと白血病細胞が発生した骨髄という場所は血流が豊富で，投与した抗がん剤は真っ先に到達する場所です．ですので，骨髄に再発するということは，白血病細胞が薬剤に対して抵抗性であることを意味します．では髄外＋骨髄の同時再発とは何か．これは不思議な話ですが，再発の元になった白血病細胞は髄外に隠れていたもので，これが再発をきたし，一部が骨髄に流れて行って同時に再発したようにみえるという理屈が考え出されました．ですので，髄外＋骨髄の同時再発では白血病細胞は抗がん剤に感受性が高い，実際にそのようなデータがあるのです．ですから，髄外＋

骨髄の同時再発より骨髄単独再発の方がリスクは高くなっているのです．どうでしょうか．ちょっと難しいかもしれません．

でも，ここから導かれる見事な治療方針には感服します．すなわち，晩期再発あるいは髄外再発例（SR）は，白血病細胞が抗がん剤に感受性があるはずなので，もう一度化学療法で治癒させることが可能だろう．逆に極早期の再発や骨髄単独再発（HR）は化学療法に抵抗性が高いので，化学療法で治癒させるのは困難で，骨髄移植などの他の治療法を採用する必要があるだろう．IR はその中間型なので，化学療法で治る場合もあれば，移植療法が必要なこともあるかもしれない．実際には IR の患者はまず化学療法で治療し，速やかに 2 回目の寛解に入って微小残存病変（MRD）が少なくなる例は移植なし，寛解に入らないか MRD の残存が続く例は移植を行う，というような方法が世界中で試みられています．これに最近では新規の免疫療法（後述，バイスペシフィック抗体や CAR T 細胞）が試されています．というわけで，一昔前と違って，再発がみられてもそれで終わりではなく，再び治癒を目指す手段がたくさん得られています．もちろん，再発すると精神的には落ち込みます．そこをなんとかくぐり抜けてまた頑張ろうという気持ちを持ってほしいです．さらにいうと，白血病に対する新しい薬や治療法は，まず再発例で試されます．現在の ALL 治療ではとても多くの患者が治癒するので，その治療の仕組みをわざわざ変えて新しいものを試みるわけにはいかないのです．でも今行われている治療も，合併症のことなどを考えると，完璧なものではありません．再発で試される治療法の中には近い将来，ALL の初期の治療に取り込まれるようなものも入ってくると考えられます．再発は大変ですが，新たな治療の開発には極めて貴重なことともいえるのです．私たちはそのような観点も含めて再発した患者と家族と話し合っていく必要があります．

2 どのような細胞が再発するのか？

突拍子もない話ですが，実は再発を考えることは，そもそも白血病細胞がどのように発生し，進化するかを考える契機になるのです．

実はこれは細菌に似た話なのです．

皆さんは，薬剤耐性菌の話を聞いたことがあると思います．例えば，皮膚や鼻腔には膨大な数のブドウ球菌が常在菌として存在しています．ここに何らかの感染症が起こり，様々な抗菌薬（＝抗生物質）が漫然と（とよく書かれますが，必要があって抗菌薬を止められない場合もある）用いられると，多くの抗菌薬に耐性のブドウ

球菌だけが選択されて残ってしまいます．その代表がメチシリン耐性ブドウ球菌（略して MRSA）です．今では MRSA に効果のある抗菌薬も得られるようになっていますが，25 年ほど前には大問題でした．ところで，この場合，なぜ MRSA が増加したのでしょうか．抗菌薬の投与により，ブドウ球菌が薬剤耐性菌に変化したのでしょうか．実はそうではありません．細菌は凄まじいスピードで分裂し，増殖しているのですが，細胞分裂に際してある一定の割合で変異株ともいうべき，通常とは一部の遺伝子の異なる細胞が生まれます．その中には，いわゆる MRSA も含まれると考えられます．そのような少数の細胞群はマイナークローンと呼ばれ，普段は目立たない日陰の存在です．あるいは，少ないので淘汰されて消えてしまうことも多いでしょう．それが様々な抗菌薬の使用により，より目立つメジャークローンが消滅すると，今度はマイナークローンである MRSA が大手を振って登場してくるようにみえるというわけです．これを生物の進化になぞらえて，細菌の進化と呼んでもよいかもしれません．

　前置きが長くなりました．実は白血病にも最初からメジャークローンとマイナークローンがあることがわかってきました．それは顕微鏡でみてもわかりませんが，DNA の変化をマーカーとするとみえてきます．最初にそれを示したのは，アメリカのメンフィスの St. Jude 小児病院で，当時は新進気鋭の血液学者だったマリガン（Charles Mullighan）です．彼は 2007 年に新たな遺伝子の変化をみる方法を応用して小児 ALL の遺伝学に新たな光を当てました．すなわち，ALL の 1/3 で *PAX5* という遺伝子の変異がみられることを明らかにしました（Mullighan. Nature. 2007; 446: 758-64）．PAX5 は B 細胞の分化に関連する転写因子です．翌年にはフィラデルフィア染色体転座のある ALL の 80％以上の例でイカロス遺伝子（*IKZF1*）の欠失があることを示しました（Mullighan. Nature. 2008; 453: 110-4）．ついでこの *IKZF1* 欠失はフィラデルフィア染色体のない ALL でもみられ，それらは化学療法に抵抗性であることを示しました（Mullighan. N Engl J Med. 2009; 360: 470-80）．私は当時，短期間にこれだけの仕事が出てきたことに驚きました．2008 年の小児血液学会と小児がん学会は，茨城こども病院の院長だった土田昌宏先生と聖路加の細谷亮太先生の両名を会長として行われ，私は事務局長だったのですが，その時，このマリガンを招いて講演してもらいました．紅顔の美"青年"が，まだオーストラリア訛りのある英語で凄まじくレベルの高い話をしてくれました．今ではこの領域を代表する大御所です．

　さて，そのマリガンのもう 1 つの研究が再発メカニズムの論考です．白血病細胞

の遺伝子の変化を詳細に調べたところ，ALL は初発時に複数のクローンを有している．次に再発時の白血病細胞を詳細に調べたところ，初発時のメジャークローン由来であったのはわずか 8% で，初発時のマイナークローン由来が 52%，初発時のメジャークローンに新たな変化が加わったものが 34%，そして初発時とは全く異

表11 ALL の再発 (Mullighan CG, et al. Science. 2008; 322: 1377-80)

ALL の SNP array: CNA (copy number abnormalities)
TCR あるいは Ig (BCR) 遺伝子再構成を用いずに clonality をみられる
(例)　初診時の major clone には ETV6 も DMD も deletion なし
　　　初診時の minor clone には ETV6 のみに deletion あり
　　　再発クローンでは ETV6 にも DMD にも deletion あり
　　　→再発クローンは初診時すでに存在していたが，minor であった
　　　＝このクローンは発症前にすでに存在していた＝ancestral clone
　　　(clonal evolution＝診断時 major clone に新たな変異が入る)
結果:　ALL 再発のうち，
　　　完全に別クローン (二次性 ALL ?)　　　6%
　　　診断時と同一クローン　　　　　　　　8%
　　　Clonal evolution　　　　　　　　　34%
　　　初診時の minor clone 由来　　　　　52%
再発に寄与する遺伝子: CDKN2A, ETV6, IKZF1 など
＊ Ancestral clone と Leukemic stem cell は異なる?

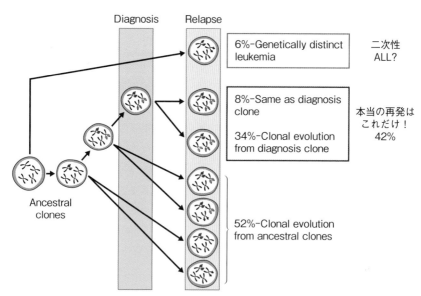

図34 ALL の再発におけるクローン進化: ゲノム検索による
(Mullighan CG, et al. Science. 2008; 322: 1377-80)

JCOPY 498-22532

なったクローン（すなわち，新たな ALL と考えられる）が6％でした 表11
図34 （Mullighan CG, et al. Science. 2008; 322: 1377–80）．これにはさすがに
世界中から驚きと賛嘆の声があがりました．ALL 細胞も細菌と同様，抗がん剤に
よってメジャークローンが駆逐されると，薬剤耐性マイナークローンが増加するこ
とがわかり，さらに，異なった ALL 細胞が再発のごとく登場することもあるという
のです．

　今ではこのストーリーは広く認知されています．ダーウィンの進化論になぞらえ
て白血病細胞の「進化」とも呼ばれています．では，再発を防ぐにはどうしたらよ
いのか．それはマイナークローンにも効果のある薬剤を最初から使えばよいと思わ
れますが，それが可能なのか．1つの道は，初発時に白血病細胞のゲノムを徹底的
に調べて，変化した遺伝子を標的にした分子標的薬を加え，現在の治療からさらに
個別化医療（日本ではオーダーメイド治療と呼ばれたこともある）に持っていく．
あるいは反対に，ほとんどの B 細胞型 ALL 細胞の表面にある CD19 を標的にした
抗体あるいは遺伝子改変 T 細胞（CAR T 細胞，71 頁参照）を用いる，より汎用性
の高い治療に持っていくのか．今後の方向性が模索されています．ただ，現在得ら
れている治療によって80％以上という多くの患者さんが再発なく治癒しているこ
とを考えると，現在の治療を簡単に変えることも難しいと思われます．

9. 白血病治療の新たな展開—パラダイムシフト?

　小児 ALL の治療の根幹は，ステロイド剤と抗がん剤，そして造血幹細胞移植の3本柱です．そこに2000年頃，イマチニブという分子標的薬が加わったことは前に書きました（48頁参照）．この分子標的薬は当初はフィラデルフィア染色体転座を有する ALL のみが対象でしたが，その後，急速に開発され，今では固形腫瘍に対して数多くの薬剤が得られています．2019年にがんゲノム医療の一環として，固形腫瘍に対するがん遺伝子パネル検査が保険収載されました．通常の病理検査や遺伝子検査とは異なり，100種類以上の遺伝子の変化が一度にわかるようになり，難治性のがんに対する取り組みに大きな変化が訪れています．

　白血病などの血液腫瘍ではまだこのような検査は始まっていませんが，実は染色体や遺伝子の検査は白血病では20年以上前から一般的に行われていたともいえますが，いずれにせよ，あと数年で血液腫瘍に対する多数の遺伝子を扱ったがん遺伝子パネル検査が保険収載される予定です．

　治療の方は，いわゆる免疫療法が勃興してきました．その1つは京都大学の本庶佑がノーベル賞を受賞したことで有名になった免疫チェックポイント阻害剤です．人間は本来，がん細胞を排除できるリンパ球を有しているが，その働きを妨げる機序があってがん細胞にアタックできない．免疫チェックポイント阻害剤を用いると，その妨げる機序が解除され，リンパ球はがん細胞を攻撃できるようになるというものです．日本ではオプジーボ®（ニボルマブ）という薬剤が開発され，従来は治療する手段のなかった多くのがん患者で劇的な効果がみられています．ところが，残念なことにこのオプジーボ®は白血病には効果がありません．

　一方で白血病に対する免疫療法は，体内にあるリンパ球を用いて ALL 細胞を攻撃するように仕向ける方法として開発されました．

1 ブリナツモマブ

　通常，抗体は1つの標的しか認識しません．例えば，麻疹の抗体は麻疹しか認識しないのですが，ブリナツモマブは，2つの標的を認識できるように作成された，いわゆるバイスペシフィック（bispecific）抗体です 図35．この抗体はT細胞表面のCD3とB細胞型 ALL 細胞表面のCD19を認識します．この抗体を患者に点滴すると，普段は ALL 細胞にアクセスしていなかった殺細胞性T細胞が，B細胞型

JCOPY 498-22532

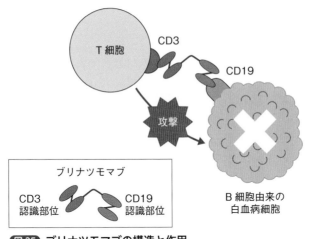

図35 ブリナツモマブの構造と作用

T細胞

CD3

CD19

攻撃

ブリナツモマブ

CD3
認識部位

CD19
認識部位

B細胞由来の
白血病細胞

ALL 細胞に結合するようになり，殺細胞性が強く発揮されるようになります．実際にはこの薬剤は 28 日間ずっと持続で点滴する必要があります．と書くと大変そうですが，点滴の量自体はあまり多くなく，吐き気などの副作用もありません．将来は持続注入のできるポンプを用いて家でも治療ができるようになるかもしれません．極めて効果的な薬剤なので，現在は難治性または再発した ALL にのみ用いられています．薬価が下がれば，さらに多くの例で試されていくと思われます．

2 CAR T 細胞

CAR とは chimeric antigen receptor（キメラ抗原受容体）の略です．患者の体内の殺細胞性 T 細胞に B 細胞型 ALL 細胞の表面にある CD19 を認識するキメラ抗体を遺伝子導入し，その細胞を増殖させたのち，再び患者の静脈内に点滴するという治療法です 図36．ある意味，遺伝子治療ともいえますし，細胞療法ともいえますし，免疫療法ともいえるというものです．現在，国内では一社の方法だけが 2019 年に保険収載されましたが，1 回の治療にかかる費用が 3500 万円くらいということからも注目されました．極めて高い効果を有する治療法で，例えば，再発後に造血幹細胞移植を行った後に再び再発したような，相当難治性の患者であっても，この治療を行うと高い確率で完全寛解に入ります．ただし，この治療には激烈な副反応があり，発熱や呼吸不全などの，いわゆるサイトカイン放出症候群が起こり，適切な対応を行わないと命に関わります．アメリカでの最初の成功例は 6 歳の女児で

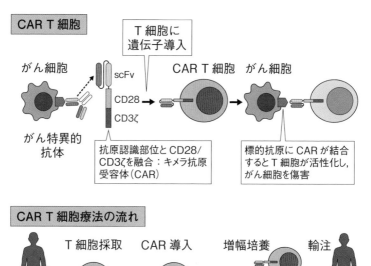

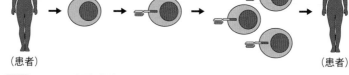

図 36 CAR T 細胞療法

した．2013 年のある日，彼女はフィラデルフィア小児病院で CAR T 細胞を輸注され，すぐに ICU に入り，人工呼吸を施されました．この副反応で放出されるサイトカインの中で最も目立って上昇したものはインターロイキン 6（IL-6）でした．その時，たまたま他の疾患の治療のために病院に置いてあった IL-6 阻害剤（トシリズマブ）を用いたところ，患者の状態は劇的に改善しました．その様子は 2012 年 12 月 9 日の New York Times に掲載され，瞬く間に世界に知れ渡りました **図 37**．これこそ，アメリカ流の明るさですね．彼女はその後も 7 年以上，無治療で元気に暮らしているとのことです．

　実は，IL-6 は大阪大学の岸本忠三が発見したサイトカインであり，その阻害剤トシリズマブは日本で開発されたもので，関節リウマチなどの膠原病に使われていました．現在，世界中でトシリズマブは CAR T 細胞療法に必須の薬剤となっています．薬剤の開発時点では想像もつかなかった病態に使われるようになっているわけです．このストーリーは，まさに白血病治療のパラダイムシフトを伺わせますが，しかし，その治療にかかる費用，副反応の重篤さから，多くの患者に用いられるべ

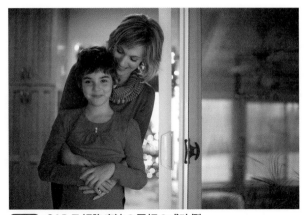

図37 CAR T 細胞療法の最初の成功例
(https://www.nytimes.com/2012/12/10/health/a-
breakthrough-against-leukemia-using-altered-t-cells.html)

き治療とは考えられません．しかし近い将来，より安全で作成も容易な CAR T 細
胞療法が開発されていくと思われます．

コラム

　最近筆者は，医学雑誌の老舗である New England Journal of Medicine と Lancet のともに第 1 巻をみる機会を得た．

　前者は現在でも有名な米国の雑誌であるが，建国後，大して年月を経ずにマサチューセッツにおいて 1812 年 1 月に創刊された第 1 巻の第 1 ページは "Remarks on angina pectoris." とあり，その当時話題になっていた狭心症についての総説が掲載されているのみで，雑誌発刊にあたっての特別な remark はない **図1**．なお，この頃この雑誌は New England Journal of Medicine and Surgery と呼ばれていたようである．

THE

NEW ENGLAND JOURNAL

OF

MEDICINE AND SURGERY.

VOL. 1.]　　　　　JANUARY, 1812.　　　　　[No. I.

REMARKS ON ANGINA PECTORIS.

BY JOHN WARREN, M. D.

In our inquiries into any particular subject of Medicine, our labours will generally be shortened and directed to their proper objects, by a knowledge of preceding discoveries.

　When Dr. Heberden, in the London Medical Transactions, first described a disease under the name of Angina Pectoris, so little had it attracted the attention of physicians, that much surprise was excited by the communication. From the most striking and distressing symptoms, with which it was attended, pain and stricture about the breast, it received from him its denomination ; and he soon after published farther remarks on this subject, with the history of a case and appearances on dissection.

　That all the cases which this author had noticed as accompanied with affections of *a somewhat similar nature*, were instances

図1 New England Journal of Medicine 創刊号

JCOPY 498-22532

一方，Lancet の第 1 巻はナポレオン戦争のためか，遅れて 1823 年 10 月に出た．記念すべき第 1 ページには Preface（序文）が書かれており，"It has long been a subject of surprise and regret, that in this extensive and intelligent community there has not hitherto existed a work that would convey to Public, and to distant Practitioners as well as to Students in Medicine and Surgery, reports of

THE LANCET.

VOL. I.—No. 1.]   LONDON, SUNDAY, OCTOBER 5, 1823.   [*Price 6d.*

PREFACE.

IT has long been a subject of surprise and regret, that in this extensive and intelligent community there has not hitherto existed a work that would convey to the Public, and to distant Practitioners as well as to Students in Medicine and Surgery, reports of the Metropolitan Hospital Lectures.

Having for a considerable time past observed the great and increasing inquiries for such information, in a department of science so pre-eminently useful, we have been induced to offer to public notice a work calculated, as we conceive, to supply in the most ample manner, whatever is valuable in these important branches of knowledge ;—and as the Lectures of Sir Astley Cooper, on the theory and practice of Surgery, are probably the best of the kind delivered in Europe, we have commenced our undertaking with the introductory Address of that distinguished professor, given in the theatre of St. Thomas's Hospital on Wednesday evening last. The Course will be rendered complete in subsequent Numbers.

（中略）

he is wholly uninformed, and equally unskilled as regards his infant offspring. Yet, a little reflection and application would enable him to avert from himself and family half the constitutional disorders that afflict society ; and in addition to these advantages, his acquirements in Medical learning would furnish him with a test by which he could detect and expose the impositions of ignorant practitioners.

In conclusion— we respectfully observe, that our Columns will not be restricted to Medical intelligence, but on the contrary we shall be indefatigable in our exertions to render " THE LANCET " a complete Chronicle of current Literature.

図2 Lancet 創刊号

the Metropolitan Hospital Lectures." とあり，高邁な抱負が述べられているのは感動的でもある **図2**．最後に「Lancet は単に医学者に寄与するだけではなく，complete Chronicle of current Literature たるものを目指す．」と書かれている．Chronicle というのは訳しにくい単語であるが，おそらく「歴史」という意味だけでなく，archive という発想も含まれるであろう．面白いのはこの歴史的な素晴らしい文書のすぐ上に，6d（6 ペニーのこと）と値段が書かれていることで，英国風というべきである．

　なお，日本小児科学会の英文誌である Pediatrics International（PI）は 1958 年に創刊された．

ALL 治療の実際

1. ALL の実際の治療①

ここでは実際に ALL を発症した子どもが病院に来てからどのような検査，治療が行われていくかを具体的に書いてみます．

1 ALL の症状はいつ現れるのか？

ALL 細胞が骨髄に現れてもすぐに症状は出ません．1 個の白血病細胞が 2 個になり，2 個が 4 個になり，ということが繰り返され，最終的に 1 兆個（10 の 12 乗）になると症状が出て診断されると考えられています．1 回の分裂で 2 個に，2 回の分裂で 4 個と倍々で増えていきます．何回分裂すると 1 兆になるかというと，40 回です．結構少ない回数ともいえます．3 日に 1 回分裂すると仮定すると，120 日，すなわち 4 カ月くらいとなりますが，実際には倍々に増える過程で死ぬ細胞も相当あると想定されます．まあ，6 カ月くらいだろうと思われます．あるいは，次のような仮説もありました．その病気の最低年齢はいくつなのか．例えば，あるタイプの腫瘍について，今まで報告された最低年齢は 6 カ月の赤ちゃんであったとします．その赤ちゃんは受精卵から数えても妊娠 10 カ月＋6 カ月＝16 カ月しか生を享けていませんので，がん細胞が発生してからどんなに長くとも 16 カ月だろうという計算です．生まれたばかりの新生児でも ALL は発症しますから，ALL 細胞の発生から病気の発症までは長くとも 10 カ月であろうということになります．いずれにせよ，小児がんの発症時には親から様々な質問が出ます．その 1 つがこの「いつから病気が始まっていたのですか？」なのです．ところで，私はアメリカの留学時代に ALL 細胞を培養していました．患者さんから骨髄細胞をいただいて，ストローマという細胞の層の上に載せて 37℃，5%CO_2 の条件で培養すると，1 週間後の ALL 細胞数は症例によって大きく異なり，あまり数が変わらない場合もあれば 2 倍以上に増加する場合もありました．ですので，3〜7 日で倍くらいになるというの

はあながち外れてもいないと思います.

2 白血病の症状

このようにして ALL 細胞が増えると，骨髄の大部分を ALL 細胞が占めることになり，正常の造血が圧迫され，抑制されます．その結果，赤芽球が減れば貧血になり，骨髄球系細胞が減れば白血球減少（特に好中球減少）から感染症が治りにくくなって発熱が続き，巨核球が減れば血小板減少から出血傾向（点状出血や紫斑）が起こります．小児では，貧血が単独でくれば鉄欠乏性貧血が多く，血小板減少が単独でくれば特発性血小板減少性紫斑病（ITP という）が多く，白血球単独の減少はほとんどないのですが，このうち 2 つ以上が重複してみられる場合には ALL の可能性が極めて高くなります．ところで，ALL の細胞は骨髄のみならず，肝臓・脾臓やリンパ節でも増殖することがあるので，肝臓や脾臓が腫れたり（肝脾腫と呼ぶ），頸部のリンパ節が腫れたりします．他に骨や関節の痛みが出ることもあります．以上より，ALL に特徴的な症状はなくはないのですが，その症状があれば ALL と断定できるものも少ないので，症状の出始めには ALL に気づかれないことも多いです．風邪症状と違わない場合もあります．発熱が 1 週間以上続くので開業医が不審に思って採血して初めて白血病が疑われるという場合もあります．ただ，数日から 1 週間くらい診断が遅れても，本人の様子（全身状態という）があまり悪くなければ，大きな問題はありません．早く治療すれば軽い治療で済むという病気でもないのです．もう皆さんおわかりのように，1 週間前に診断しても骨髄の ALL 細胞はせいぜい数千億個少ないくらいですので，治療は変わらないのです．ただ，本人の様子が悪い場合には緊急入院して治療が開始される必要があります．要は，白血病が疑われたら，待たずに，すぐ入院することが大事であるということです．

3 血液検査

まずは血液検査です．Hb（ヘモグロビン）は低く，血小板も低くなります．白血球は増えることも減ることもあります．どういうことかというと，骨髄で ALL 細胞が増えると正常白血球は減るのですが，ALL 細胞が骨髄から末梢血に出てくると，それは白血球としてカウントされるからです．後で述べますが，末梢血の白血球数が多いほど病気の勢いが強いともいえます．5 万以上は一般にハイリスクで 10 万以上になると肺や脳などの重要な臓器の血液の流れが悪くなり，呼吸不全や中枢神経症状（視力障害，せん妄，傾眠）が出現するなど，高血液粘度症候群が起こりま

す．生化学では，LDH（乳酸脱水素酵素）が上昇し，尿酸が上昇します．LDH は白血病細胞などのがん細胞が増加すると細胞内から血液中に出てくるので，一種の腫瘍マーカーとして使えますが，LDH の上がらない白血病もあるので重要ではありません．尿酸は白血病細胞の一部が壊れて細胞の核内から血液中にプリン体の代謝産物として出てくるものです．これが高くなりすぎると腎臓毒性が強くなるので，入院後，アロプリノールまたはラスブリカーゼを用いて尿酸値を下げます．

　ALL を発症してから治療が行われ，治療が終了してフォローアップになる期間，毎日，毎週のように血液検査は行われます．100 回ではきかないでしょう．それを痛くなく行うために中心静脈カテーテルの留置を行うことが肝要です．また，検査の意味をよく理解して医療者と話し合いができるようになることも重要です．「検査値の読み方」については 98〜103 頁で後述します．

4　骨髄検査

　骨髄は英語で bone marrow，ドイツ語で Knochenmark と呼ぶので，骨髄検査のことを「ボーンマロウ」，または「マルク」と呼ぶ施設も多いかもしれません．

　白血病は骨髄の病気ですから骨髄検査を行って診断を確定します．骨髄とは骨の中にあるスポンジのようなもので，全身の骨にありますが，最も造血が盛んなのは骨盤なので，うつ伏せにして骨盤の後ろ（腸骨）から骨髄液を採取します．子どもは骨が柔らかいので細い注射針を使えば比較的容易に検体を採れますが，成人は骨が硬いので局所麻酔をして採取します．小児も局所麻酔をして採取しますが，痛みよりもうつ伏せでの採取による恐怖が大きいので，鎮静剤を使って眠らせて検査をします．20 年ほど前までは鎮静なしで採取していた施設も多く，治った子どもたちが，骨髄検査は怖かったといって振り返るのを何度も聞いたことがありました．このように，小児では治療よりむしろ検査がトラウマになることが多いので注意を要します．

　骨髄検査を行うと白血病の診断がつきますが，それに加えて検体を 5cc 以上は採取し，表面マーカー，遺伝子検査，染色体検査などを行い，最後に残った検体を凍らせて保存します．この検体保存は，患者の白血病が特殊なタイプであった時にさらに解析を行ったり，その後の白血病の研究に役立つことにもなるので重要です．治療が始まると，もう白血病細胞の保存はできなくなります．白血病かどうかの診断は 1 時間以内にわかりますが，それがリンパ性か骨髄性か，リンパ性でも B 細胞か T 細胞かは数時間から 1 日くらいかかります．また遺伝子検査による遺伝子型は

数日から1週間でわかり，染色体検査の結果は2〜3週間でわかるというように，段階を追って様々なことが明らかになっていきます．これらの検査結果により，最終的に患者の白血病がどの程度治りやすいかが総合的に判明します．

　ところで，ALL のタイプによっては骨髄液を採取することが困難なことがあります．小児のいわゆる common ALL といわれる CD10 陽性のタイプに多いです．これは骨髄に白血病細胞がぎっしりと密度高く入っている場合で，ドライタップと呼ばれます．その場合には末梢血を用いて白血病細胞の性質を調べることになりますが，可能な検査項目が減ってしまうこともあります．一方，末梢血の白血病細胞が10万以上と非常に多い場合には，骨髄検査を行わなくても多くの検査が末梢血で可能なことが多いです．白血球数が極めて多い場合には前に述べたように患者の状態が悪いことも多いので，骨髄検査を省略して治療に取り掛かる場合があります．

　今まで述べた骨髄検査はいわゆる「骨髄穿刺」という方法で，注射針を用いてシリンジで骨髄液を引きます．もう1つ，「骨髄生検」という方法があります．これは比較的太い針を用いて骨髄を骨ごとくり抜いてくる検査です．再生不良性貧血や骨髄異形成症候群や，小児では少ないですが，骨髄線維症が疑われる場合に行われます．また前に述べたように骨髄液が引き抜きにくい患者でも行われます．一般に骨髄穿刺検体は血液検査室で染色を行い，顕微鏡で観察しますが，骨髄生検検体は病理検査室でまず脱灰という骨を溶かす処置を施してから染色を行うので，1日では結果は出ません．

5 腰椎検査（髄液検査）

　白血病のタイプを知るために骨髄検査を行うのとは別に，腰椎穿刺をして脳脊髄液（＝髄液）を調べて，白血病細胞が入っているかどうかをチェックします．これが，骨髄液と脳脊髄液と言葉が似ていて混乱しやすいので，説明する側も絵を描くなどしてわかりやすく話す必要があります．

　脳と脊髄は中枢神経と呼ばれ，その周囲を脳脊髄液が取り囲んでいます．白血病細胞が中枢神経に入ると薬が到達しにくくなるので，まず病気が始まった時点でそこを調べておこうという発想です．髄液は腰椎に針を刺して採取しますが，患者が動くと危険なので，これも鎮静して患者を左下横向きに寝かせて行います．髄腔に針先が入ると，髄液は自然に出てきます．それを5ccほど採取し，遠心器で濃縮させて染色して顕微鏡で観察します．体が動かないようにきちんと固定することが大事で，看護師の能力が試されます．医師も上手でないと針を進める時の深さを誤り，

JCOPY 498-22532

出血をきたすことがあるので細心の注意を要しますが，10％くらいで出血が起こります．出血が起こると，末梢血にある白血病細胞が逆に髄液の中に入ってしまう危険性も知られています．St. Jude 小児病院の白血病治療のチーフであるプーイは，初回の腰椎穿刺はその病院で最も上手な人が行うべきであると教科書に書いています．この初回の腰椎穿刺は通常，入院後すぐの治療開始前に行われるべきと考えられていますが，少し遅れて，治療開始後であっても1週間までに行われればよいという考え方もあります(Manabe A, et al. J Clin Oncol. 2001; 19: 3182-7)．ところで，初回に限らず，腰椎穿刺を行う時にはほとんどの場合，同時に抗がん剤を注入します．これを髄注と呼びます．

　脊髄を英語で spinal cord，腰椎穿刺を lumbar puncture ということもあり，「スパイナル」とか「ルンバール」（日本語読み？）とかいっている施設もあります．

2. ALL の実際の治療②

1 白血病の診断と白血病の分類

　急性白血病の診断は骨髄検査で白血病細胞が 20% 以上（25% 以上とされることもありますが，通常は 50% 以上）を占めることでなされます．急性白血病は急性リンパ性白血病（ALL）と急性骨髄性白血病（AML）に分かれます．小児では ALL（エイエルエルと読む）が 70% を占めますが，そのうち 80% 以上は B 細胞型 ALL，残りは T 細胞型 ALL です．AML は成人に多いタイプですが，それは細胞の染色性や染色体の変化などから多くのタイプに分かれます．残りの 5% には慢性骨髄性白血病（CML）や骨髄異形成症候群（MDS）が含まれますが，それらもまた成人に多いタイプです 表1．ここでは ALL について詳しく述べます．ALL は細胞表面マーカー検査の結果により，B 細胞型と T 細胞型に分かれます 表2．細かい話になりますが，B 細胞型 ALL はさらに B 前駆細胞型と成熟 B 細胞型に分かれます．前者は小児の一般的なタイプで，ほとんどの症例が合致しますが，一部で後者の成熟 B 細胞型があり，それはバーキットリンパ腫です．リンパ腫は頸部のリンパ節や腸管の

表1 小児白血病の分類

急性白血病	
急性リンパ性白血病（ALL）	70%
急性骨髄性白血病（AML）	25%
慢性骨髄性白血病（CML）	
骨髄異形成症候群（MDS）	

ALL: acute lymphoblastic leukemia
AML: acute myeloid leukemia
CML: chronic myelogenous leukemia
MDS: myelodysplastic syndrome

表2 白血病の細胞表面マーカー

ALL	T 細胞型 ALL	CD2, CD5, CD7
	B 前駆細胞型 ALL	CD19, (CD10), HLA-DR
AML		CD13, CD33, HLA-DR

T 細胞型 ALL では細胞質内 CD3 が陽性になる．
B 前駆細胞型 ALL では細胞質内 CD79a が陽性になる．
AML では細胞質内 MPO（骨髄ミエロペルオキシダーゼ）が陽性になる．

JCOPY 498-22532

リンパ節などの局所にとどまるタイプと、骨髄や中枢神経に入り込むタイプがあり
ますが、骨髄に多くの細胞が浸潤するものは白血病と区別がつきにくくなります。
そこで骨髄の白血病細胞が25%未満の場合にはリンパ腫の骨髄浸潤と呼び、25%
を超える場合には白血病と呼びます。いずれにせよ、骨髄にみられる白血病細胞の
表面マーカーが成熟B細胞型である場合には、芽球のパーセンテージが多くても少
なくてもALLとしてではなく、バーキットリンパ腫に対する治療が行われます。
バーキットリンパ腫の治療は比較的強力な多剤併用化学療法が行われますが、治療
期間は6カ月あまりと短期で、ALLの2〜3年間とは大きな違いがあります。用い
られる薬剤も異なるので、正しい診断が重要です。

2 ALL の治療：最初の 1 週間

　表面マーカーの結果が得られると、いよいよ治療が始まりますが、まずはプレド
ニゾロンという副腎皮質ホルモン（＝ステロイド剤）が開始されます。1週間プレ
ドニゾロンを服用することにより、白血病細胞が減り始め、全身状態は改善し、元
気になります。この1週間の間に髄液検査が行われます。髄液には通常、白血病細
胞は入っていないのですが、ここにALL細胞が入っているとリスクが変わってき
ます。具体的には髄液検査の結果を5つに分類します 表3.

　この髄液中の白血病細胞の検出とその意義に関しては長い歴史があります。1960
年代までは、先に述べたようにALL患者の多くが寛解に入ったのち、中枢神経
(CNS) に再発をきたしました。これに対して、1970年代に St. Jude 小児病院で全
員にあらかじめ頭蓋照射を行ったところ、中枢神経再発がとても少なくなったので
した。ところが、年少時、特に2歳未満、あるいは6歳未満の小児に頭蓋照射を行

表3 ALL における初回髄液検査の初見による分類

CNS-1	髄液に白血球がほとんどない　＜5/μL 髄液に白血病細胞は検出されない
CNS-2	髄液に白血球がほとんどない　＜5/μL しかし、髄液に白血病細胞が検出される
CNS-3	髄液の白血球が増加している　≧5/μL 髄液に白血病細胞が検出される
TLP−	髄液検査に際して出血が起こった しかし、白血病細胞は検出されない
TLP+	髄液検査に際して出血が起こった 白血病細胞が検出される

うと，学力の伸びが悪くなる（認知機能の低下），ホルモンのバランスが崩れて思春期早発が起こる（思春期が10歳以下と早く発来するので，最終的に身長の伸びが悪くなる），あるいは1%以下と少ないものの10年以上経ってから脳腫瘍が起こる，などの晩期合併症が起こることがわかりました．そこで，頭蓋照射をなんとかやめられないかと世界中で様々なことが試みられました．その最もよい解決方法は，抗がん剤を直接髄液に注入する（髄注）ことと，MTXの大量療法（通常のMTXの100倍以上の量を点滴する）でした．これらを組み合わせることにより，まず再発リスクの低い患者で頭蓋照射を省略したところ，中枢神経再発はほとんどみられず，次第に他のリスクでも頭蓋照射が省略されていき，最終的に，現在では予防的頭蓋照射はほとんど行われなくなってきました．頭蓋照射でみられる晩期合併症が激減したことはいうまでもありません．中枢神経再発を起こしやすい患者もわかっており，それが表3のCNS-2とかCNS-3とかTLP＋です．現在ではそれらの患者に対しては通常よりも髄注の回数を増加させる（通常は1年間に10〜12回程度のところを5回程度増やす）ことにより中枢神経再発が増えないことがわかってきました．初回の髄液検査が極めて重要であるのはこの理由によります(81頁参照)．

(81頁参照)

3 治療開始1週間後の評価

　1週間のプレドニゾロン単独による治療後のDay 8（治療開始日から8日目）に末梢血の芽球数を調べることが重要です．例えば1週間後の白血球数が1万/μLで芽球が20%であれば，末梢血芽球は2000，白血球数が4000で芽球が10%であれば400です．驚くべきことに1週間後に33%の患者で末梢血芽球は0になるのです（Manabe A, et al. Haematologica. 2008; 93: 1155–60）．その患者の予後は極めて良好で，90%以上が長期生存するというデータが東京小児がん研究グループ（TCCSG）の臨床試験からわかりました 図1．すなわち，抗がん剤ではなくステロイド剤に対する感受性が高い患者は治りやすいということです．とはいってもそこで治療が終わるわけではなく，その後，2〜3年の化学療法が必要なことはいうまでもありません．実はそのことは1980年代にドイツのBFM研究グループから示唆されていて，彼らは1週間後の末梢血の芽球数のカットオフを1000に置いていました．すなわちALL患者の約10%は1週間後の末梢血芽球が1000以上でそれをPPR（prednisone poor responder），1000未満の例はPGR（prednisone good responder）と呼んだのでした．PPRはPGRに比べてより強度の高い治療を受けるように治療計画を決めます．これを予後因子による治療の「層別化」と呼びます．

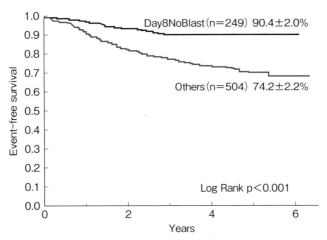

図1 治療開始 8 日目の末梢血芽球が"ゼロ"になる患者の
長期予後はきわめて良好である

（Manabe A, et al. Haematologica. 2008; 93: 1155-60）

すなわち，治りやすい患者は軽めの治療を受け，治りにくい患者は強めの治療を受けるということです．Day 8 からいよいよビンクリスチンやダウノマイシンやアスパラギナーゼなどの抗がん剤治療による，いわゆる 4 週間程度の寛解導入療法が始まります．

4 そのほかの予後因子 表4 表5

　ほかの予後因子として古典的なものは年齢と白血球数です（26 頁参照）．すなわち，1〜9 歳は予後がよく，10 歳以上は予後がよくない．最初の白血球数が 5 万未満は予後がよく，5 万以上は予後がよくない．これを NCI/Rome 分類と呼びます．特別な検査が不要で簡便な分類ですが，簡便すぎて例外も多いので，これだけに頼ることはできません．寛解導入療法を行っている間に，染色体検査の結果や遺伝子検査の結果が返ってきます．今度はそれらを取り込んでさらに詳細なリスク分類が行われます（26 頁参照）．ここに示すのは一部です．研究の進歩によってどんどん複雑になってきました．ここで重要なのは，予後に関連する所見をできるだけ治療の層別化に取り込もうという姿勢です．また 表4 の一番上にある t(9;22) はフィラデルフィア染色体ですが，その場合には特別な薬剤（＝ イマチニブなど）を使ういわゆる分子標的治療が可能になります．

表4 ALL の代表的な染色体異常・遺伝子異常 (再掲)

	染色体異常*	遺伝子異常	治りやすさ
B 前駆細胞型 ALL	t(9;22) (=フィラデルフィア染色体)	BCR/ABL 融合	治りにくい
	t(4;11)	MLL/AF4 融合	治りにくい
	染色体数 45 本未満		治りにくい
	t(12;21)	TEL/AML1 融合	治りやすい
	t(1;19)	E2A/PBX1 融合	治りやすい
	染色体数 50 本以上		治りやすい
T 細胞型 ALL	t(11;19)	TAL1 変異	治りにくい
		MLL/ENL	治りやすい
		HOX11 高発現	治りやすい
		NOTCH1 変異	不明

* t(9;22) は 9 番の染色体と 22 番の染色体の間の転座を示す.

表5 ALL の予後因子 (再掲)

白血病の細胞生物学に基づくもの
　　試験管内での芽球の増殖性
　　試験管内での芽球の薬剤に対する感受性
　　特定の染色体異常
　　特定の遺伝子異常
患児の体質に基づくもの
　　薬剤代謝, 薬物の解毒の個人差 (薬物代謝酵素の遺伝子多型)
治療に対する反応性
　　発症後 1 週間での芽球の減少
　　発症後 1 カ月と 3 カ月での微小残存病変 (MRD)
その他
　　初診時の白血球数
　　患児の年齢
　　患児の性別

5 寛解判定と最終的なリスクの決定

　1 カ月の寛解導入療法は大変です. 2 年以上に及ぶ治療の中では最も身体的にきついですし, 入院期間も長い治療です. 抗がん剤は正常の血液細胞も抑制しますから, よい血液細胞もいったん姿を消します. 赤血球が減って輸血が必要になり, 血小板が減って血小板輸注が必要になり, 好中球が減って感染症が起こります. また 4 週間以上という比較的長期のステロイド剤の使用により, みかけはクッシング症候群のように体幹が太って手足が細くなり, 異常な食欲が出て, 精神的に落ち着き

がなくなったりします。髪もほとんど抜けます。しかし，これらを全て乗り切ると99％以上の患者は完全寛解（前出）に入ります。この時点が Day 33〜40 のあたりになります。この時の骨髄の MRD を測定することによって，その患者の最終的なリスクが決定することが多いです 表5.

3. ALL の実際の治療③

前項で寛解導入について述べました。ここでいったん，ALL 治療の全体像を提示します 図2 .

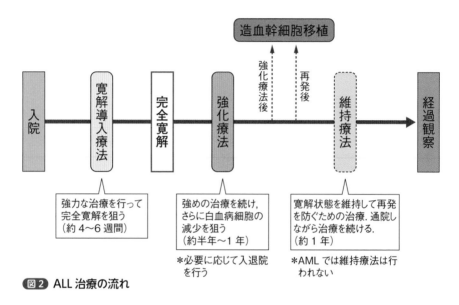

図2 ALL 治療の流れ

ALL の治療はいくつかの部分に分かれており，起承転結があります。ちなみに同じ急性白血病でも，AML の治療はほぼ同じ治療が数回繰り返されるもので，全く異なります。

1 寛解導入療法

これは 4〜6 週間にわたって行われる治療で，患者にとっては一番大変です。何が大変かというと，まず初めてで慣れていないので精神的に受け入れが大変。ステロイド剤が長く使われるのでその副反応である精神障害が出る。教科書的には多幸感，そう状態，情緒不安定，不眠，抑うつ，行動の変調，自殺企図などと書かれていますが，実際，小児に多いのは激しい空腹感と情緒不安定です。これはわかっていてもなかなか対応が困難です。精神を安定させる薬物を用いることもあります。その他は脱毛，発熱など，前述のような合併症が起こりえます。ステロイド剤以外

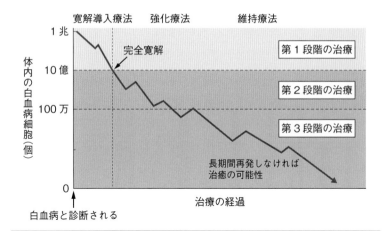

完全寛解

第1段階の治療

第2段階の治療

第3段階の治療

長期間再発しなければ
治癒の可能性

体内の白血病細胞（個）

1兆

10億

100万

0

治療の経過

白血病と診断される

第1段階の治療＝寛解導入療法
　強い薬物療法を行って，骨髄および血液中に白血病細胞がほとんど認められず，
血液細胞が正常な値に戻った状態（＝完全寛解）を目指す

第2段階の治療＝強化療法（地固め療法）
　完全寛解のあとも体内に残っている白血病細胞をさらに減少させ，
検査で測定できなくなるレベルにまで抑える

第3段階の治療＝維持療法
　さらに治療を続けて白血病細胞を限りなくゼロに近づけることにより，
白血病の再発を防ぐ

図3　体内の白血病細胞を"ゼロ"にする
白血病細胞は，少しでも残っていると再び増殖してしまうため，完全に白血病細胞を
"ゼロ"にすることを目指して治療を行う．

にも多くの薬剤が用いられます．多くの薬剤を組み合わせることにより，1種類の
薬剤には抵抗性のある細胞も他の薬剤には殺される（感受性が高いという）という
理論があり，Goldie–Goldman の仮説と呼ばれます．治療の最初のところに多くの
薬剤を組み合わせるほど，再発するクローンが少なくなるというのです．一方，抗
がん剤には肝毒性，腎毒性，心毒性など様々な臓器への毒性があります．薬物を併
用することは，これらの毒性を分散させることにもなるのです．寛解導入が終わる
と前述のように99%の患者は完全寛解に入りますが，実際にはまだ体内には多く
の白血病細胞が残っていることが，MRD を調べることによってわかってきました
図3．

2　強化療法（地固め療法とも呼ばれる）①

　寛解導入後，さらに異なる抗がん剤を組み合わせて行う治療です．その心は，寛解導入同様，治療の早期に多くの抗がん剤を組み合わせて薬剤耐性の白血病クローンを消失させることにあります．通常はシクロホスファミドとシタラビンと 6-メルカプトプリン（6-MP）が用いられます．寛解導入療法よりは楽です．それはステロイド剤が入っていないからでもあります．やはり精神障害は大変です．以前は抗がん剤というと吐き気が問題でしたが，現在ではよい吐き気止めがあるので大きな問題にはならなくなってきました．調子のよい時には外泊も可能です．実は欧米では強化療法は主に外来で行われています．好中球が下がっている時に発熱をきたすと敗血症（ばい菌が血液中を流れる）をきたしたりして危険なので，発熱したらすぐに入院する心構えが必要です．日本では入院＋外泊で対応していることが多いです．どちらがよいか一概にはいえません．日本の方が安全なことは間違いありません．ただ，入院期間が長いことは患者の精神衛生上はよくありません．また家族もくたびれます．入院すると医療費が高くなるのですが，欧米に比べて日本の入院費用は格段に廉価です．また欧米では退院といっても，病院の敷地内に宿泊施設が用意されていることが多いので，実際には自宅に帰るわけでもないのです．この入院問題は入院中の学校の問題（日本では頻繁な転校も大変）も含めて総合的に考える必要があります．4〜6 週間からなる強化療法終了後，骨髄検査を行います．この時にはほとんどの患者で MRD が消失（例えば 0.1％未満）します．逆にいうと，この時点で MRD が残存している場合には骨髄移植など，他の治療に変更されます．

3　強化療法（地固め療法とも呼ばれる）②

　強化療法の一環として，中枢神経白血病予防療法が入ることが多いです．

　歴史的には ALL に対して 1970 年代に予防的頭蓋照射（中枢神経再発を予防するための照射．中枢神経再発後のものは治療的頭蓋照射という）が導入され，ALL の中枢神経再発は激減したのですが，その後，頭蓋照射の晩期合併症として認知能の低下（学力の低下）や内分泌的な異常（思春期早発など），そして頻度は 1％以下と少ないものの脳腫瘍が起こりました．そこで，代替治療を行い照射量を減らす，または照射する患者を減らすことが試みられ，現在では予防的頭蓋照射が必要な患者はほとんどいなくなりました．代替治療の 1 つは抗がん剤の髄注です．薬剤としてはメトトレキサート（MTX），シタラビン，ステロイド剤が用いられます．どのよ

うな薬剤を髄注するかは重要で，例えばビンクリスチンを髄注するとけいれんを起こして急死してしまうことがあります．世界中で，ビンクリスチンを絶対に髄注しないようにという注意が回っているのですが，稀に事故が起こります．そこで，現在の多くの治療計画では，ビンクリスチンと髄注が同じ日にスケジュールされないように工夫されています．治療計画の作成はそのようなことも考慮しなければならないのです．もう1つの代替治療はMTXの大量点滴です．前述のように通常量の100倍程度のMTXを24時間かけて点滴します．この時，同時に大量に輸液して大量の尿が出るようにします．また尿のpHが7以上のアルカリ性になるように，点滴中に重炭酸ナトリウムを加えます．例えば10歳の患者だと1日3000ccもの量のアルカリ性の水分を輸液することになります．昼も夜も何度もトイレに行かなくてはなりませんが，これがとても重要です．加えて，MTXの投与終了後，ロイコボリン（葉酸類似物質）という製剤を6時間ごとに点滴してMTXの毒性を減らします．そしてMTX開始後48時間目に血液中のMTXの濃度を測定します．その濃度が一定の値を超えている場合には体外への排出が遅れていると判断して，大量の輸液に加えてロイコボリンを増量して対処します．このように書くととても複雑な感じを受けると思いますが，実際には病棟での対応に困らないように細かく手順が定められていますので，それほど心配する必要はありません．骨肉腫でも同様の大量MTX療法は用いられており，同様の対策が立てられています．

4　再寛解導入療法

　1970年代にドイツのBFMグループが導入した治療相です．BFMはベルリン，フランクフルト，ミュンスターのことですが，当時ベルリンにいたリームが主導したものです．彼らは病初期から多剤併用の化学療法を行い，強化療法が終わったところに再寛解導入療法を入れたところ，予後が大きく改善したのでした．同じ頃，かたやSt. Jude小児病院では頭蓋照射というアイデアが誕生し，もう一方のBFMでは多剤併用の強力な治療＋再寛解導入相という，現在世界で行われている治療の原型ができあがったわけです．ただこの再寛解導入相は最初の寛解導入よりは短く，半分程度の長さですので，毒性はそれほど大変ではありませんが，ステロイド剤は3週間ほど入りますので，やはり精神症状で大変になることがあります．

5　維持療法

　以上の治療が終わる頃には，診断から6〜12カ月（リスクによって異なります）

が経っていますが，この後2年ほど，維持療法が行われます．この「維持」という用語の意味ですが，これはまだALLがほとんど治らなかった古い時代の名残で，「寛解を維持する」ということです．6-MPを毎日服用し，MTXを週に1回服用する経口治療がメインになります．これまでの治療とは比較にならないほど楽な治療です．実際，子どもたちの状態は瞬く間に改善し，髪も伸びてきます．白血球減少や肝機能異常などが時々起こりますが，入院を要するような事態はほとんど起こらず，外来に来るのも月に1〜2回程度になりますので，保育園や幼稚園や学校に普通に通うことが可能になります．ホッと一息といったところでしょう．この一見あまり意味のなさそうな治療にも実は意味があります．白血病細胞の中には時々しか分裂しないものがあります．細胞周期としてはG0期（休止期）に入っている細胞です．そのような細胞が分裂する時をねらって，6-MPとMTXという代謝拮抗剤を毎日毎週のんで待ち構えておこうということです．1990年代に東京小児がんグループでは，この維持療法を大幅に短縮して治療の全期間を1年にする臨床試験（TCCSG L92-13）を行ったのですが，その結果，再発が増加しました．やはり，弱くみえても1〜2年の維持療法は必要であることが証明されたのでした．ただ，興味深いことに，リスクの高いALLでは再発は増えませんでした．また，再発した患者のほとんどは骨髄移植などを行ってまた治ったのでした（Toyoda Y, Manabe A, et al. J Clin Oncol. 2000; 18: 1508–16）．この時は女児は短い維持療法でも再発はほとんどないという結果も得られていたのですが，その他の因子はよくわかりませんでした．20年後に加藤元博先生を中心にTCCSGの若手がこの90年代の患者のALL細胞を新たな方法で調べたところ，女児に加えて，t(1;19)転座例とt(12;21)転座例は維持療法を短くしても再発はほとんどないことがわかりました（Kato M, Manabe A, et al. Leukemia. 2017; 31: 580–4）．維持療法の期間中はほとんど正常の生活を送れますので，半年あるいは1年治療が長くなっても問題ないようにも思われますが，それでも時々合併症が起こりますので，短くできる患者には短い治療をしたいというのもたしかです．次の全国研究では新たな検査を導入しながら，この考え方を証明する予定です．このように，臨床研究というのは，研究者の世代も超えて連綿と続いていくものなのです．

　ところで，維持療法中の6-MPとMTXの投与量には個人差があります．以前から維持療法中に白血球（好中球）がかなり減少する患者さんがおり，その場合には6-MPの量を減らしたり休薬したりして様子をみていました．結果として維持療法の全期間を通しての6-MPの投与量には大きな差が生ずるのですが，投与量が少な

いからといって再発が多いということはありません．これは好中球が減りやすい患者では，正常の白血球のみならず，ALL 細胞も 6-MP が効きやすい（感受性が高い）と考えられるからです．一種のテイラード治療（個別化医療）をやっているともいえます．39 頁で説明したように，現在，白人では *TPMP* 遺伝子の多型が，東アジア人では *NUDT15* 遺伝子の多型がこの 6-MP の代謝に大きく関わっていることがわかってきています．でもそれだけでは説明のつかない患者も多く残っています．

6 治療終了後

　以上説明したように，2～3 年と治療は長期にわたりますが，いつかは終了するものです．ゴールのない治療はありません．しかし，ついに終了日が来ると，患者はともあれ，医療者と家族は不安を抱くものです．本当に終了して大丈夫なのだろうか．実際，ほとんど再発しないと思われている患者でも再発することはありえます．また再発は治療終了後 1 年ほどの間に起こることが多いです．

　私の聖路加病院の先輩の清水宏之先生は 1980 年代後半にヒューストンの MD アンダーソン病院に留学し，ピンケルに師事しました．ピンケルは 1960 年代から 70 年代にメンフィスの St. Jude 小児病院のチームを率いて初めて ALL を治癒させた人なのですが，その頃はヒューストンにいて，ストウの後を継いでいたのでした．以下は清水先生からお聞きしたピンケルのお話です．「初めて ALL 患者の治療を"終了"した時は大変だった．当時は維持療法を終了するという概念はなく，治療は再発するまで続けることになっていた．でもその患者はもう 3 年以上も寛解を続けていたので，そろそろ治療を中止しようと考えた．多くの同僚たちはそれに反対したが思い切って中止した．数週間後に骨髄検査をすると，骨髄には幼弱なリンパ球が増大しており，ALL の再発といっても間違いないような結果だった．同僚たちは，やはり再発してしまったではないかと責めた．でも患者の全身状態はよいし，採血しても異常値はなかったので，化学療法を再開せずに様子をみた．これは本当に恐怖の時間だったけど，次の骨髄検査で幼弱なリンパ球は消えていたのだよ」と．長期間の化学療法により，骨髄のリンパ球の前駆細胞が抑制されており，化学療法の終了によりその抑制が解除されて若いリンパ球（リンパ芽球）が盛り返すというのは現在では有名な知識となっています．なんであれ，最初に経験するというのは大変でもあり，尊いことです．この時，ピンケルが様子をみずに化学療法を再開していたら，維持療法を終了するという概念はまだしばらく受け入れられなかったのでしょう．私はこの話を伺った時の感動を今でもありありと覚えています．

4. ALL 以外の小児白血病の分類・診断・予後因子

白血病は小児がんの約 40％を占める大きなグループです．白血病のうち約 70％は急性リンパ性白血病（ALL: acute lymphoblastic leukemia），約 25％は急性骨髄性白血病（AML: acute myeloid leukemia）であり，そのほかに慢性骨髄性白血病（CML: chronic myelogenous leukemia），骨髄異形成症候群（MDS: myelodysplastic syndrome），若年性骨髄単球性白血病（JMML: juvenile myelomonocytic leukemia）などが少数ながら存在します．ここでは ALL 以外の疾患について簡単に述べます．

I AML

1 AML の診断

AML は骨髄において AML 細胞が増加している疾患です．1970 年代から芽球の形態により AML の細胞は M0 から M7 まで 8 種類に分類されていました（FAB 分類と呼ばれます）表6．骨髄細胞のうちのどのタイプの細胞が白血化したかによって AML を細かく分けたのです．

表6 AML の分類（FAB 分類）

M0	骨髄球系細胞への分化傾向がほとんどない骨髄芽球
M1	成熟傾向のない骨髄芽球
M2	成熟傾向のある骨髄芽球
M3	前骨髄球，APL
M4	骨髄単球性芽球，AMMoL
M5	単球性芽球，AMoL
M6	赤芽球系細胞
M7	巨核芽球

一方，染色体・遺伝子研究の進歩により，AML の多くの症例において特徴的な染色体異常があり，それは予後と関連することがわかってきました．現在用いられている WHO 分類では 4 つの染色体異常〔t(8;21)，inv(16)または t(16;16)，t(15;17)，11q23 異常〕を有する AML を独立したグループとして扱っています．

2 AML の原因

　ALL 同様，AML の大多数の症例の原因は不明です．ただし前述のようにダウン症候群では M7 タイプの AML が多く，また通常の AML に比べて弱い化学療法で治癒します．

　ALL や神経芽腫などの小児がんの治療後に AML が起こることがあり，それらは「治療関連性 AML」あるいは「二次性 AML」と呼ばれます．放射線照射，アルキル化薬やトポイソメラーゼ阻害薬などの抗がん剤などが用いられた症例にみられることがあります．化学療法で治癒させることは難しく，移植療法が行われます．

3 AML の予後因子

　ALL に遅れて AML においても予後因子が明らかになってきました．t(8;21)，t(15;17)，inv(16) は予後良好因子であり，−7 や複雑核型異常は予後不良因子です．*Flt3* 遺伝子の増幅は染色体異常から独立した予後不良因子です．また治療反応性も予後に相関する可能性が示されています．AML は症例数が多くないこともあり，ALL のような患児の層別化は進んでいませんでしたが，最近の治療計画では上記の予後因子を組み込んだ層別化治療が試みられています．

4 AML の治療

　AML 治療の基本は化学療法ですが，ALL と異なり，効果の明らかな薬剤（キードラッグ）は少ない一方，治療期間は短くて済みます．

　AML のうち APL とダウン症候群合併例は別立て治療で行われます．

a) 寛解導入療法

　アンスラサイクリン系薬剤（ダウノルビシン，イダルビシン，ミトキサントロンなど）とシタラビンの 2 剤あるいはそれにエトポシドを加えた 3 剤を用います．強力な治療であり，重篤な感染症を起こす頻度は高いですが，約 90％の症例が完全寛解に入ります．

b) 強化療法

　上記の寛解導入で用いられたキードラッグが再び用いられます．ただしシタラビンは大量療法として用いられることもあります．強化療法は 4〜5 回，3〜4 週間に1 回繰り返されます．なお ALL と異なり維持療法の必要性は示されていません．

c) 造血幹細胞移植

AMLにおいて同種移植は化学療法に優るとする報告もありましたが，ALLと同様，AMLにおいても移植の適応は狭められる方向にあります．ただし各国のプロトコールにおいて移植の適応は異なっています．なお，過去においてはAMLに対して自家移植が用いられましたが，現在では化学療法に優る治療とは考えられていません．

5 APL の治療

APLはt(15;17)を有します．治療にあたっての問題は，DIC（播種性血管内凝固）を高頻度に伴うことです．1990年代にビタミンAの誘導体であるall-trans-retinoic-acidが用いられるようになり，安全に治療が行えるようになりました．

6 ダウン症候群を合併した AML の治療

ダウン症候群は前述のM7型AMLが多いですが，化学療法で約90％が治癒します．ただしダウン症候群患児はMTXやシタラビンなどの抗がん剤の毒性が強く出るため，薬剤量を大幅に減量した治療が行われています．

7 再発 AML

ALLに比べると明確な方針は得られていません．ほとんどの症例で造血幹細胞移植が適応となります．最近CD33抗体と化学療法剤を組み合わせた薬剤であるマイロターグ®（ゲムツズマブオゾガマイシン）が登場し，成人同様小児においても再発例において試されています．

Ⅱ CML

CMLは小児においては極めて稀です．2000年に入り，CMLの白血化に重要な役割を果たしているがん遺伝子 BCR/ABL を標的にしたイマチニブという小分子薬剤が開発されて以後，CMLの治療法は一変しました．従来はインターフェロンを用いて病状を安定させた後に同種移植が行われていましたが，現在ではまずイマチニブ治療を行い，染色体検査または遺伝子検査で異常細胞の数をモニターしながら治療戦略を練ることになっています．イマチニブに続く，他の低分子化合物も得られてきており，成人では同種移植の適応は少なくなりました．しかしながら本当に同種移植なしに治癒する症例があるかどうかはわかっていません．移植死亡率が成人

JCOPY 498-22532

に比べて格段に低い小児に対してどのような戦略を取るべきかはまだ決まっていません．今後は，晩期障害がより軽微と考えられるミニ同種移植が行われるようになるかもしれません．

Ⅲ MDS

小児における頻度は極めて小さい疾患群です．国内で15歳以下の発生数は1年間に50〜100例です．このうちJMML（若年性骨髄単球性白血病は）は，最近20年間に確立された概念です．主に2歳以下の年少児に発症します．脾臓の腫大，白血球の増加，血小板減少などがあり，遺伝子検査で診断が確定します．現在のところ大多数の例で同種移植が適応です．そのほかのMDSは，世界的にも一定の治療方針は得られていません．小児血液がん学会のMDS委員会が診断と治療の標準化を目指した活動を行っています（Sasaki H, Manabe A, et al. Leukemia. 2001; 15: 1713-20）．

多施設共同研究によるプロトコール治療を用いることにより，全体の予後が大幅に改善してきました．しかしながら，治療に伴う合併症や晩期合併症の発生は無視できない大問題です．全例登録による臨床研究の推進が肝要です．

5. 検査値の読み方—患者と家族のために

　小児がんの治療を理解するためには，検査値についてある程度の勉強が必要です．病院によっては毎日の検査結果をプリントアウトして渡してくれるところも多いと思われますが，その読み方を教えてくれる時間はとれないかもしれません．ここでは代表的な検査について解釈を示します．なお，ほとんど全ての検査において小児の正常値は成人の正常範囲とは異なっているため，注意を要します．

I　血算の読み方

　病院によっては CBC（complete blood count）と呼んでいるかもしれません．

1　WBC（white blood cell）：白血球

　「Blood」は「血液」，「cell」は「細胞」のことですが，血液細胞は丸いので日本語では「球」といっています．正常値は5000〜10000です．単位は $1mm^3 = 1\mu L$ 当たりの個数で表します．ただし通常は1000を掛けないと正しい値になりません．すなわち WBC が5であれば，それは $5 \times 1000 = 5000$ ということになります．白血球の総数が正常か異常かには大きな意味はありません．白血球には多くの種類があり，それぞれの細胞の数が大きな意味をもちます．それは血液像あるいは白血球分画という欄にパーセント表示で載っています．白血球のうちまず顆粒球について述べます．顆粒球は文字通り細胞内に顆粒があるもので，好中球，好酸球，好塩基球の3種類からなります．

a) 好中球（neutrophil）

　顕微鏡でみた時に顆粒が中性に染まることからこの名称がつきました．細菌（バクテリア）や真菌（カビ）などのばい菌を直接攻撃して食べる細胞です．通常は stab（桿状核球）と seg（分葉核球）を合わせたものです．例えば stab が2%で seg が52%だったら好中球は合わせて54%ということになります．この時白血球総数が5000であれば好中球は $5000 \times 0.54 = 2700$ ということになります．好中球数が500未満になると感染を起こしやすくなります．500未満になると生ものを禁止している（加熱食のみ食べる）病棟もあるかもしれません．好中球数が100未満になると敗血症(細菌が血液に乗って全身に拡がる)が起こりやすくなります．したがって好中球数が100未満の時に発熱があったらすぐに血液培養検査用の採血をして

JCOPY 498-22532

抗生物質を点滴投与しなければなりません．担当医の先生が「白血球数はまずまずだけど中身がまだ足りませんね」などという時，その中身とは好中球のことと思ってください．

b）好酸球（eosinophil）

顆粒が酸性の色素で染まることからこの名称がつきました．主に喘息やアトピー性皮膚炎などのアレルギー性疾患で増加します．小児がんの治療では重要ではありません．

c）好塩基球（basophil）

顆粒がアルカリ性の色素で染まることからこの名称がつきました．免疫系に関係するといわれていますが，何と，いまだにその存在意義がよくわかっていない白血球です．

d）リンパ球（lymphocyte）

免疫を担当する賢い細胞群です．大まかにTリンパ球とBリンパ球に分かれますが，顕微鏡では区別がつかず，フローサイトメトリーという機械を使わなければわかりません．しかし毎日の臨床では2つを区別して考える必要はありません．Tリンパ球は細胞性免疫を担当し，主にウイルスが感染した細胞を攻撃します．1つ1つのTリンパ球は1つの標的（たとえばインフルエンザ専門のTリンパ球など）を認識します．Bリンパ球は液性免疫を担当し，抗体（ガンマグロブリン）を産生します．すなわち，麻疹に対する抗体，風疹に対する抗体など1つ1つのBリンパ球は1種類の抗体を産生します．無作為に直接ばい菌を攻撃する好中球に比べて特異性が極めて高い細胞であり，またその免疫学的な記憶は長期間続きます．麻疹に一度かかると終生免疫ができるのもリンパ球のおかげです．リンパ球が200以下など，極端に少なくなると，ウイルス感染症やカリーニ肺炎などにかかりやすくなります．特にステロイド剤を長く用いるとカリーニ肺炎にかかりやすくなるため，リンパ球が少ない患者さんはST合剤（バクタ®）をのんで予防します．

e）単球（monocyte）

好中球のように細胞の核が分かれず，核が1つしかないのでこの名称がついたと思われますが，リンパ球も核が1つですからよい名称ではありません．単球は細菌などを食べて(貪食という)その中身を吟味してリンパ球に教えるという働きを持っています．化学療法を行うと白血球が減少し，やがて白血球が増加してきますが，好中球に先だって単球が増加してくることが多いです．担当の先生が「単球が回復してきたからもう大丈夫でしょう」などと言うことがあると思います．

f）白血病細胞（leukemia cell：Lk）

　正常人の血液中には存在しません．ところで芽球（blast）という細胞があり，骨髄中の若い細胞を意味します．化学療法後に白血球が下がって，回復してくる時に芽球が血液中に出現することがあります．白血病細胞も若い細胞なので区別がつきにくいので，びっくりさせられます．そんな時はあせらずに数日待つと，芽球が消失して白血病の再発ではなかったことがわかります．

2 RBC（red blood cell）：赤血球

　ワインではありませんが，white とくれば red もあります．赤血球数の正常値は350万〜500万です．単位は $1mm^3 = 1\mu L$ 当たりの個数で表します．といっても赤血球数が日常議論されることはほとんどないと思います．赤血球にはヘモグロビン（血色素）という鉄を含むタンパク質が含まれています．赤血球の働きは酸素を運搬することです．酸素はヘモグロビンの中の鉄と結合して運ばれますから，ヘモグロビンの値は RBC の数よりも重要です．ヘモグロビンは通常 Hgb または Hb と略されます．医者はよくドイツ語気分で「ハーベー」などというかもしれません．Hgbの正常値は 10g/dL 以上です．化学療法の最中には 7g/dL を下回らないように予防的に輸血が行われます．

3 Platelet（plt）：血小板

　血小板は丸くはなく，お皿のような形をしているのでプレートと呼ばれます．正常値は 15万〜40万と大きな幅があります．注意すべき点は，病院によって千単位だったり万単位だったりすることです．すなわち plt の値が5だった時に，A病院ではこれを千倍して 5000 ですが，B病院では1万倍して5万だったりします．欧米の数字の単位は千ですが日本では1万なのでこの差が出るのです．自分の病院の単位が欧米基準か日本基準かを知る必要があります．血小板が2万未満になると重篤な出血が起こりやすくなるため，化学療法中は2万未満にならないように予防的に血小板輸注が行われます．反対に5万以上であれば出血は少なくなるので，手術も可能です．中心静脈カテーテルを挿入する時などは血小板数が5万以上になるように血小板輸注が行われます．

4 Reticulocyte（Ret）：網状赤血球

　これは番外ともいうべき指標です．若い赤ちゃん赤血球のことです．正常値には

JCOPY 498-22532

意味はありませんが，増減には意味があります．すなわち，骨髄機能が回復して赤血球を自力で作り出すと増加します．Ret の単位も病院によって異なり，世界標準は％ですが，多くの病院で‰（千分率）が用いられています．

Ⅱ　血清検査

　血清検査は次の生化学検査とほぼ同じような検査ですが，歴史的には検査方法が異なっていたため，今でも別のカテゴリーに分類されることがあります．

a）CRP（C-reactive protein）：C 反応性タンパク

　いったいこの"C"とは何のことか検査をオーダーしている医師たちも忘れてしまっているほど，長い間何気なく行われている検査です．"C"は肺炎球菌の C 多糖体のことで，もともとは肺炎球菌の感染症において C 多糖体に反応して血液中に増加する物質が CRP と名付けられました．現在は細菌感染症，真菌感染症などの感染症一般，膠原病，悪性腫瘍がある時に増加することがわかっています．正常値は 0.3mg/dL 未満ですが，1 以下は大体正常，重症感染症では 10 以上になります．発熱時に CRP の上昇があれば細菌感染が疑われることが多いため，小児がんの治療中によく行われる検査です．結果も 1 時間以内に得られるのでとても便利です．感染症が軽快すると下がってきます．

b）IgG：免疫グロブリン G

　抗体のことです．人間は麻疹の抗体，風疹の抗体というようにあらゆる病原体に対して抗体を作ります．IgG はその総量を表し，通常は 800mg/dL 以上あります．抗体は B リンパ球（前述）によって作られるため，ステロイド治療や抗がん剤治療によってリンパ球が減少すると IgG も減少します．IgG が 400 未満などと低くなると重症感染症をきたしやすくなるため，IgG 製剤の補充が必要になることもあります．

　免疫グロブリンには IgG のほかに IgA，IgM，IgE などがあります．IgA は唾液などに入っており，局所の免疫を司ります．IgM は IgG に似ていますが，感染症の早期に上昇します．IgE は喘息やアトピー性皮膚炎などアレルギーのある患者さんで増加します．

Ⅲ　生化学検査

　主に血液中を流れる化合物や酵素の濃度を測定するものです．

a）総タンパク（TP：total protein）

　TP の約 2/3 はアルブミン（albumin）というタンパクです．実は上述の IgG も TP の一部を構成します．TP やアルブミンが高い時には脱水が疑われます．低い時には低栄養が疑われますが，ネフローゼ症候群といって腎臓からタンパク質が漏れ出てしまう病気や下痢がひどく腸からタンパク質が漏れ出てしまう状態でも低下します．TP やアルブミンが下がるとむくみます．

b）BUN（血中尿素窒素），CRNN（クレアチニン）

　いずれも腎機能が低下すると上昇します．BUN は消化管出血でも上がります．CRNN の正常上限は年齢が低いほど低く，年齢によって異なりますので注意を要します．

c）UA（尿酸）

　UA は中高年の男性では高くなりがちです．高尿酸血症は痛風発作あるいは腎障害を起こすことがあります．尿酸はいわゆるプリン体の一種で，肉やビール，キノコ類や貝類など，中年世代が大好きな食物に多く含まれます．運動をしたり体重を減らしたりすると下げられますが，尿酸の生成を抑える薬が用いられることもあります．ところで，白血病と診断されたばかりの患者さんでは，新たに新しい白血病がどんどん作られますし，また壊れる細胞もたくさんあります．細胞が壊れると細胞の中の核にあるプリン体が出てきて尿酸が上昇しますので，白血病の診断時には高尿酸血症がよくみられます．したがって白血病の治療を開始する前にまず尿酸を下げる薬を投与する必要があります．また尿が酸性になると腎臓の中で結石ができることがあるため，白血病の治療早期には点滴に重炭酸を入れて尿をアルカリ性に保つようにします．

d）LDH

　白血病細胞などがん細胞が増加あるいは壊れると上昇します．したがって多くの小児がんで病勢を反映する腫瘍マーカーとして使えます．ただし，腫瘍に特異的ではなく，肝機能異常，心臓を含む筋肉の異常，脳細胞へのダメージがある時にも上昇します．また LDH は化学療法後に起こった骨髄抑制が終わり，若い正常の血液細胞が増加してくると上昇することがあります．

e）AST，ALT

　従来 AST は GOT，ALT は GPT と呼ばれてきました．いずれも肝機能が悪化すると上昇します．ただし AST は肝機能異常のみならず心臓を含む筋肉系の異常でも上昇します．

f） γ-GTP

ガンマ GTP と呼びます．成人ではアルコール摂取の過多による脂肪肝に際して上昇します．小児がんの治療に際してステロイドを長期に使うと脂肪肝になり上昇します．

g） Bilirubin（ビリルビン）

血中のビリルビンが上昇すると黄疸をきたします．D–Bil（直接ビリルビン）とI–Bil（間接ビリルビン）を合計したものが T–Bil（総ビリルビン）です．前者は肝臓の障害で上昇し，後者は溶血（赤血球が破壊されること）に際して上昇します．日本人の約 5％は I–Bil が体質的に高く，これは病的ではありません（体質性黄疸，その大部分はジルベール症候群です）．

以上をまとめると AST，ALT，G–GTP，T–Bil はいずれも肝機能障害の指標ですが，一般に最も重視されるのは T–Bil，とりわけ D–Bil の上昇です．

h） AMY（アミラーゼ）

膵臓の炎症，あるいは唾液腺の炎症（耳下腺炎など）で上昇します．白血病や悪性リンパ腫に対して L– アスパラギナーゼを用いた場合に急性膵炎がみられることがあり，注意を要します．

i） Ccr（クレアチニンクリアランス）

24 時間蓄尿した尿中の CRNN 値に 24 時間の尿量（mL）を掛け，それを血中のCRNN 値で割った後，1440 で割り，さらに体表面積（m^2）で割り，最後に 1.73 を掛けるという少々込み入ったものです．腎臓で濾過される血液量を反映します．正常値は 100 以上で，腎機能を評価する最もよい指標と考えられています．

ところで体表面積（m^2）は身長（cm）に体重（kg）を掛けたもののルート（平方根）を 60 で割ると得られます．例えば，身長 120cm で体重が 25kg の場合には，$120 \times 25 = 3000$，これのルートは $\sqrt{3000} = 54.8$，これを 60 で割ると $0.91 m^2$ となります．

　AYA（adolescent and young adult）という言葉をよく聞くようになりました．これはアメリカでは「エイワイエイ」と発音する人が多く，日本では「アヤ」と発音する人が多いです．アメリカでも日本でも15〜39歳を意味します．ちなみに英国では AYA ではなく，TYA（teenage and young adult）という概念が用いられており，発音はもちろん「ティーワイエイ」ですが，年齢層は狭くて15〜24歳です（オックスフォード大学病院の資料による．https://www.ouh.nhs.uk/tya/）．ところ変われば，ということですが，ここでは AYA について述べます．

　この年代の特徴として，就学，就職，結婚，子育てなどの重要なライフイベントが目白押しであることが挙げられます．すなわち AYA 世代は最も活動的な世代といえますので，じっくり病気に取り組んでいる余裕がありません．その一方で AYA 世代のがんは，40歳以上の成人がんと種類が異なり，むしろ，小児がんに近いものも多いため，成人がんの専門家が力を発揮しにくい領域になっています．**表1** に年代別に多いがんを示します（https://ganjoho.jp/reg_stat/statistics/stat/child_aya.

表1 罹患率が高いがん種順位（全がんに占める割合）
（国立がん研究センターがん情報サービス　小児・AYA 世代のがん罹患 2．小児・AYA 世代のがん種の内訳の変化）

	1位	2位	3位	4位	5位
0〜14歳 （小児）	白血病 （38%）	脳腫瘍 （16%）	リンパ腫 （9%）	胚細胞腫瘍・性 腺腫瘍（8%）	神経芽腫 （7%）
15〜19歳	白血病 （24%）	胚細胞腫瘍・性 腺腫瘍（17%）	リンパ腫 （13%）	脳腫瘍 （10%）	骨腫瘍 （9%）
20〜29歳	胚細胞腫瘍・性 腺腫瘍（16%）	甲状腺がん （12%）	白血病 （11%）	リンパ腫 （10%）	子宮頸がん （9%）
30〜39歳	女性乳がん （22%）	子宮頸がん （13%）	胚細胞腫瘍・性 腺腫瘍（8%）	甲状腺がん （8%）	大腸がん （8%）

（注1）国際小児がん分類（International Classification of Childhood Cancer）第 3 版のグループに基づく悪性腫瘍の順位（ただし「その他の癌」は部位で分類）．
（注2）がん種間の比較のためいずれのがん種も悪性の腫瘍のみ．

JCOPY 498-22532

html#a4）．14歳以下に多い白血病は年齢とともに頻度が低くなり，胚細胞腫瘍が増えてきます．そして30歳以上になると乳がんと子宮頸がんが増えます．

　実際，AYA世代といっても，20〜39歳のがんの約80％は女性なのです **図1**．ここで注意すべきは，日本ではワクチンの副反応の問題が起こったため，2013年から子宮頸がん予防ワクチン（ヒトパピローマウイルスに対するワクチン）の積極的な勧奨ができない状況に陥っていることです．諸外国ではこのワクチンにより，子宮頸がん患者が減少し，国によっては男性にも同ワクチンが用いられるようになっていることを考えると，とても悲しい気持ちになります．ワクチンの明白なメリットという「科学」と，低いが一定の割合で起こる問題を受容できるかという「感情」との齟齬が悲劇をもたらしている例といえます．

　さてこのようにAYA世代のがんは日本では圧倒的に女性に多いのですが，乳がんと子宮頸がんは成人の専門家がいますので診療上の問題は少ないといえます．しかしこの世代では，胃がん，肺がん，前立腺がん，膵臓がん，肝臓がんといった成人でメジャーながんはほとんどなく，肉腫に代表されるような希少がんが多いことも事実です．そのため，AYA世代のがんは小児がんに近いともいえるのです．このような希少がんを診る体制をいかに組織するかというのは大問題です．国立がん研究センターでは各疾患の診療科が患者さんの診療を行う一方，がん治療医，緩和ケ

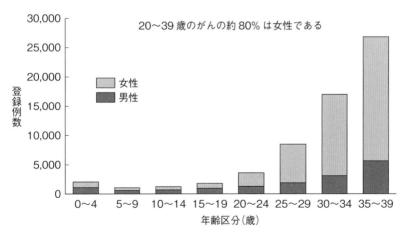

図1 **男女別の年齢階級別罹患数**
自施設初回治療開始例 62,301例（0歳〜39歳，2016〜2017年）
（国立がん研究センターがん情報サービス「がん登録・統計」https://ganjoho.jp/reg_stat/statistics/stat/summary.html）

ア医，精神腫瘍医，看護師，心理療法士，薬剤師，栄養士，作業療法士などの多職種でつくる AYA サポートチームが横糸として活動しているようです．私のいる北海道大学では，2019 年から腫瘍センター内に小児・AYA 世代がんセンターが作られ，病理診断，内科系，外科系，放射線治療（陽子線治療を含む）の専門家による症例検討会（キャンサーボード）を行うとともに，がんセンター同様，多職種による AYA 世代支援チームが活動しています．規模は小さいながら，将来性のある枠組みができそうだと思っています（114 頁参照）.

　妊孕性の温存も大きなテーマです．病気そのものにより，あるいは治療によって妊孕性の低下が起こりうることはずいぶん前から知られていました．特に，白血病に対する骨髄移植を行う時に全身への放射線照射（全身照射）を行うと，男性も女性も不妊になる確率が高いことは大きな問題で，世界中で様々な方法が模索されてきました．現在の見解としては，妊孕性の低下が予想される場合には，がんに対する治療を行う前に妊孕性温存の手段をとることが勧められています．妊孕性の低下をきたすものとしては，前述の全身照射に加えて，シクロホスファミドなどのアルキル化薬をある限度を超えて使用することが挙げられます．すなわち，小児あるいは AYA がん患者が来て診断が行われ，いよいよ治療が開始される時点で，妊孕性の低下がどの程度起こりうるかを予想できるようになりました．

　では，どうやって妊孕性を温存するか．男性の場合には，精子を凍結します．実はこの方法は古くから行われており，成功率も高いのですが，思春期発来前には困難な方法です．その場合には精巣保存が試みられていますが，動物実験では成功例があるものの，ヒトでの成功例はまだないようです．女性の場合にはパートナーがいる場合には不妊治療に準じて排卵を誘発して卵子を採取し，パートナーの精子により受精させ，受精卵として凍結します．この方法も成功率は高いですが，がんに対する治療を急ぐ場合には困難です．一方，パートナーがいない場合には同様の方法で採取した卵子を凍結することも試みられていますが，受精卵に比べると成功率は高くありません．ところで，思春期発来前の女児，あるいは，思春期発来後であってもがんに対する治療を急ぐ場合には，最近，片方の卵巣を取り出して凍結保存することが試みられるようになってきました．成功例の報告も増えています．このように，妊孕性の温存が可能になってきています．問題は費用で，まだ健康保険は適応されません．しかしながら，助成金を出してくれる都道府県が増えてきているのは心強いことです **図 2**.

　なお，現在のがん治療の流れは，できるだけ妊孕性が低下しないような治療計画

JCOPY 498-22532

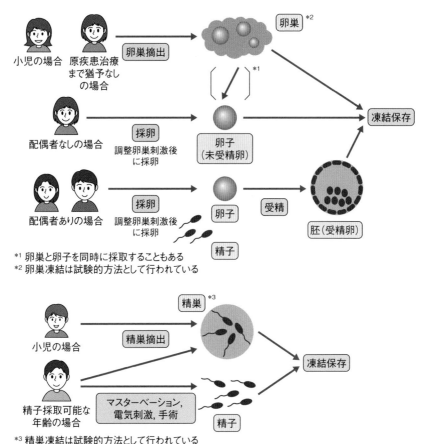

図2　妊孕性温存の方法
（中村健太郎, 高江正道, 鈴木直. AYA世代がん患者のがん薬物治療と妊孕性への影響.
調剤と情報. 2017; 23 (13). 株式会社じほう. 図4, 図6より）

を作る方向にあります. すなわち, 骨髄移植をする際に, 薬剤の投与を工夫して放射線を全く用いないか, あるいは大幅に減量する, またアルキル化薬の使用量を減らすなどです. 着実に成果が上がってきています.

　現在, 日本でも AYA 世代のがんに対する関心が高まっています. AYA がんの医療と支援のあり方研究会（AYA研）は 2018 年に堀部敬三先生を理事長として発足した団体です. 堀部先生は 20 年にわたり, 日本の小児の白血病とリンパ腫の共同研究を推進してきた功労者で, 私もずっと一緒に仕事をしてきましたが, 最近はこの AYA 世代の問題をライフワークと定めて精力的に活動しています. AYA 研から

は患者と家族向けの冊子が出ており，わかりやすく，また内容も充実しています．同研究会のホームページからダウンロードできます〔https://aya-ken.jp/wp-content/uploads/2020/01/AYA（2019年12月更新).pdf〕．

　AYA世代の問題はこれだけではありません．妊娠中にがんを発症する母親もいます．昔から妊娠中に母体に抗がん剤を投与することは，胎児に奇形（形成異常）を誘発する危険性があるので，それこそ，禁忌と考えられてきました．しかし，次第に，本当に危険なのは妊娠の初期であって，妊娠の後期になれば，その影響はさほど大きくはないかもしれないとの仮説が現れました．私が前にいた聖路加国際病院では，アメリカのMD Andersonがんセンターと共同でそのような研究を行っています．現在のところ大きな問題はなさそうですが，生まれてきた赤ちゃんを慎重に見守る必要があります．その通りで，生まれてきた子どもたちを長期間フォローアップすることもその研究の大きな要素になっています．

JCOPY 498-22532

小児がんは遺伝するか

白血病や小児がんの子どもが入院します．両親が呼ばれて病気の話，治療の話，その後のことなどを説明します．親は一様に打ち萎れています．こちらも胸を打たれます．最後には「わかりました．治る可能性も高いし，頑張ります」となるのですが，その時に，「でも，この子のきょうだいや，この子の子どもには同じ病気は起こらないですよね？」と聞かれることがあります．こちらは，「白血病は遺伝子の異常によって起こるけれど，それは悪い細胞だけに起こるので，遺伝することはまずありません．私も白血病のきょうだいをみたことはほとんどないですし」と答えていました．すなわち，白血病やがんの遺伝子変異は somatic 変異が大多数で，germline 変異はほとんどない，という話をしていたのでした．ところが，最近，それを揺るがすような報告が増えてきました．

1 遺伝性腫瘍

遺伝性腫瘍と呼ばれる疾患群が知られています．稀な疾患です．その代表的なものを挙げます．

a) Li Fraumeni 症候群

TP53 遺伝子の germline 変異により起こる．若年発症のがんが多く，肉腫が多い．放射線感受性が高い．すなわち，放射線を多く浴びるとそこにがんが起こりやすいため，CT 検査や放射線療法をなるべく避ける必要がある．遺伝子検査をすると父または母に遺伝子変異がみられることが多いが，両親のどちらにも変異がない場合があり，それは *de novo* 変異（新生突然変異）と呼ばれる．しかし，その子どもには 1/2 の確率で遺伝子変異が伝わる．

b) 家族性大腸ポリポーシス

APC 遺伝子の germline 変異により起こる．若年発症の大腸ポリープ．次第に大腸全体にポリープが多発するようになり，大腸がんを発症しやすい．遺伝子検査を

すると父または母に遺伝子変異がみられることが多いが，両親のどちらにも変異がない場合がある（上述）．

c）遺伝性乳がん・卵巣がん（HBOC）

そのものずばり，乳がんと卵巣がんを多発する家族性の疾患である．*BRCA1* または *BRCA2* の germline 変異により起こる．この遺伝子変異がある場合には，2020 年に予防的乳房切除や予防的卵巣・卵管切除が保険適応となった．遺伝子検査をすると父または母に遺伝子変異がみられることが多いが，両親のどちらにも変異がない場合がある（上述）．

ところで，ちょっとこんがらかりますが，*BRCA1* あるいは *BRCA2* の遺伝子変異を片方の親からではなく，両親から受け継いだ子どもが，稀に生まれます．例えば，*BRCA1* の変異を両親から引き継ぐ，あるいは *BRCA2* の変異を両親から受け継ぐことがあります．この場合には 1 歳以下でファンコニ貧血を発症します．ファンコニ貧血は低身長や尿路の異常などの先天性の問題に加えて，再生不良性貧血を呈するもので，造血幹細胞移植が必要です．これはどういうことかというと，同じ遺伝子変異でも，父または母のいずれかから受け継いだ場合には（これを顕性遺伝という），成人になって乳がんや卵巣がんを発症する HBOC になり，両親両方から同じ変異を受け継いだ場合には（これを潜性遺伝という），より重症のファンコニ貧血を発症するということなのです．遺伝学の最近の進歩を眼前に展開されるような心地がしますね．

d）神経線維腫症 I 型（フォン・レックリングハウゼン病）

NF1 遺伝子の germline 変異により起こる．カフェオレ斑，神経線維腫という皮膚病変を特徴とし，その他に骨，眼，神経系などに様々な病変を生ずる．遺伝子検査をすると父または母に遺伝子変異がみられることが多いが，両親のどちらにも変異がない場合がある（上述）．

e）網膜芽細胞腫

RB1 遺伝子の germline 変異により起こる場合には両側性に病変が出現することが多い．遺伝子検査をすると父または母に遺伝子変異がみられることが多いが，両親のどちらにも変異がない場合がある（上述）．DNA 損傷因子（放射線，タバコ，紫外線）への曝露を避ける必要がある．

JCOPY 498-22532

ORIGINAL ARTICLE

Germline Mutations in Predisposition Genes in Pediatric Cancer

Jinghui Zhang, Ph.D., Michael F. Walsh, M.D., Gang Wu, Ph.D.,
Michael N. Edmonson, B.A., Tanja A. Gruber, M.D., Ph.D., John Easton, Ph.D.,
Dale Hedges, Ph.D., Xiaotu Ma, Ph.D., Xin Zhou, Ph.D., Donald A. Yergeau, Ph.D.,
Mark R. Wilkinson, B.S., Bhavin Vadodaria, B.A., Xiang Chen, Ph.D.,
Rose B. McGee, M.S., Stacy Hines-Dowell, D.N.P., Regina Nuccio, M.S.,
Emily Quinn, M.S., Sheila A. Shurtleff, Ph.D., Michael Rusch, B.A., Aman Patel, M.S.,
Jared B. Becksfort, M.S., Shuoguo Wang, Ph.D., Meaghann S. Weaver, M.D.,
Li Ding, Ph.D., Elaine R. Mardis, Ph.D., Richard K. Wilson, Ph.D.,
Amar Gajjar, M.D., David W. Ellison, M.D., Ph.D., Alberto S. Pappo, M.D.,
Ching-Hon Pui, M.D., Kim E. Nichols, M.D., and James R. Downing, M.D.

St. Jude Children's Research Hospital
N Engl J Med 2015; 373: 2336-2346

図1 小児がんと遺伝性素因についての衝撃的なレポート

これらの遺伝性腫瘍は稀なもので，私たちも，白血病などの小児がん患者における頻度は極めて稀なものと思っていました．それを多数の小児例で調査した大変な論文が 2015 年に，またしても St. Jude 小児病院から発表されました（Zhang J. N Engl J Med. 2015; 373: 2336–46）．1120 人の小児がん患者の germline DNA を用いて上記の有名な 5 疾患を含む 21 疾患の責任遺伝子を網羅的に調べたというものです．その結果，例えば *TP53* は 50 人，*APC* は 6 人，*BRCA2* は 6 人，*NF1* は 4 人，*RB1* は 3 人にみられました**図1**．ところで，*TP53* 変異のある患者のうち 27 人は副腎皮質腫瘍でした．副腎皮質腫瘍は Li Fraumeni 症候群にしか起こらないような疾患なので，それは予想通りでしたが，それ以外に 23 人も *TP53* 変異のある患者がいたのは驚きでした．この論文では患者の家族の状況は記載されていませんが，*de novo* 変異も相当数あったと思われます．これを小児がんの側からみると，白血病の 4%，脳腫瘍の 8%，神経芽腫の 4%，ユーイング肉腫の 11%，横紋筋肉腫の 7%，骨肉腫の 18%，副腎皮質腫瘍の 69%，網膜芽細胞腫の 13% に有名な遺伝性腫瘍の遺伝子変異がみつかったことになります．これは衝撃の論文でした．日本国内がどうなっているかについては，まだ調査が始まったところです．

　ついで，アメリカの COG は St. Jude と共同で今度は ALL の小児 3801 人の germline DNA を用いて *TP53* の変異を解析しました．26 人で変異（最近は病的バリアントということが多い）がみつかりました（Qian M. J Clin Oncol. 2018; 36: 591–9）．0.7% です．思ったより少ないというか，少し安心できる数字だったので

すが，26 人のうち 17 人は hypodiploid（低 2 倍体）の ALL でした．低 2 倍体の ALL は ALL 全体の 1% 未満ですからこの割合は高いです（20 頁参照）．さらに *TP53* 変異のあった患者のうち 5 人は二次がんを発症していました．低 2 倍体 ALL は再発しやすいことが知られており，再発した場合には前処置として全身放射線照射を行って造血幹細胞移植を受けることも多いでしょう．今後，全身放射線照射を計画する時には，あらかじめ *TP53* 遺伝子を検索することが必要になるかもしれません．実際，私も同様の経過をたどった患者を経験しています．小児期に低 2 倍体の ALL を発症し，再発後に全身放射線照射をして骨髄移植を行い，白血病は治ったのですが，その後様々ながんを発症しました．最近，本人が不思議に思ったので germline DNA を調べたところ，*TP53* の変異がありました．でも，彼女はそのいずれの腫瘍も乗り越えて元気に仕事をして生活しています．すばらしいです．あらためて，*TP53* や *RB1* などの遺伝子変異を持つ人は放射線に対する感受性が高いことから，白血病や小児がんの治療として放射線照射はできるだけ避ける必要があると思われます．

　このように医学は日進月歩です．人間は，今，現在の自分たちの知識は過去のどの時代に比べても数は多く，誤りもないと思いがちです．しかし，その膨大な知識も 10 年も経てば，より新しい知見が加わり，あるいは細分化されて意義が変化することも多いことを肝に銘じ，慢心してはいけないと思います．

　結論です．
　問：小児がんは遺伝するか？
　答：大部分の白血病や小児がんは非家族性です．しかし，家族性にみえなくても，germline に遺伝性腫瘍を引き起こす遺伝子の変異がみられる場合があります．それを *de novo* 変異（新生突然変異）と呼びます．

　両親の germline を誰が責任者となって検索するのかも問題になります．遺伝性腫瘍の遺伝子変異を持っていて，白血病や小児がんを乗り越えた患者を，そのあと誰がどのようにフォローするかも問題です．今後，彼，彼女の前には結婚，妊娠，出産などの重要なライフイベントが控えています．遺伝カウンセラーを含めた強力かつ弾力性のあるチームで対応していくことが求められます．その意味からも長期フォローアップ外来の意義は大きいと思います．

JCOPY 498-22532

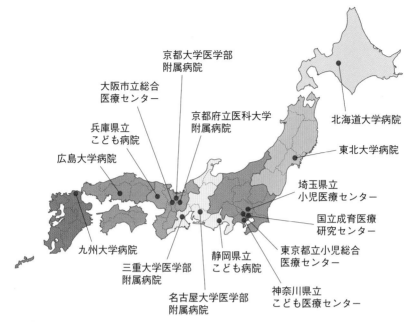

図2 小児がん拠点病院 15 施設 （2019.2〜）

2 小児がん拠点病院について

　2013 年に全国で 15 カ所の医療機関が小児がん拠点病院に指定されました．これは 2019 年に見直されましたが，北海道地区では北海道大学がずっと選ばれています **図2**．拠点病院には様々な責務が課されていますが，私たちは小児がん診療に際して起こる問題点を広く集め，解決策を模索するというサイクルを続けていくべきです．上記の遺伝性腫瘍の扱いなどは最も優先度の高いものと認識する必要があると思います．なお，北海道大学病院には腫瘍センターがありますが，2019 年にその中に小児・AYA 世代がんセンターが設置されました **図3**．世代をシームレスに繋いで問題点を連続的にみていけるようなシステムを作っていこうと思っています．

3 小児科の中の小児血液腫瘍学

　白血病や小児がんの診療は小児血液がん専門医によって行われるようになりました．また，白血病と小児がんは全て，小児の難病というべき小児慢性特定疾患に含まれます．18 歳未満発症の難病が対象で，20 歳未満まで医療費のほとんどがカバー

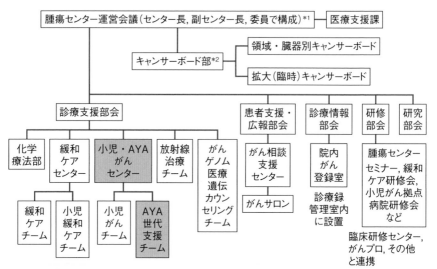

【院内連携】
放射線部, 薬剤部, 看護部, 病理部, がん遺伝子診断部, 臨床遺伝子診療部, 口腔ケア連携センター,
陽子線治療センター, 医療安全管理部, 臨床研究開発センターなど
*1 腫瘍センターの管理・運営. 北海道・他のがん拠点病院等との企画調整. キャンサーボードの活動評価.
*2 キャンサーボードを統括. キャンサーボード連絡会議を置く.

図3 北海道大学病院腫瘍センター 組織図

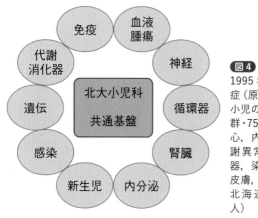

図4 北大小児科

1995年：国内初の遺伝子治療 ADA 欠損症（原発性免疫不全）

小児の難病（小児慢性特定疾患）：16 疾患群・756 疾病（悪性新生物, 腎, 呼吸器, 心, 内分泌, 膠原病, 糖尿病, 先天性代謝異常, 血液, 免疫, 神経・筋, 消化器, 染色体遺伝子に変化を伴う症候群, 皮膚, 骨系統, 脈管）

北海道：登録数 4429 人（東京都：8490人）

JCOPY 498-22532

されるというすばらしい仕組みです．実は小児慢性特定疾患は 16 疾患群 762 疾病もあり，私も全てを覚えることは不可能です．そこで，大学や小児病院では小児科をいくつかのグループに分けてその広範な領域をカバーしようとしています．北海道大学では，血液腫瘍，神経，循環器，腎臓，内分泌，新生児，感染，遺伝，代謝・消化器，免疫の 10 のグループで対応しています 図4 ．しかし，現実の小児科学教室の規模を考えると，はたして本当にそのようなことが可能だろうかと思うこともあります．成人の内科を考えてみてください．血液内科，神経内科，循環器内科などなど，たくさんの科に分かれていますよね．確かに成人の患者数はべらぼうに多いということはありますが，小児の疾患ほど多様かどうかというと，いかがでしょうか．国民の声を結集して，小児医療の教育・研究・診療の態勢が整うように応援していただく必要があります．皆様，よろしくお願いします．

トータルケア

1. 小児がん患者と家族のケア—看取りのことも

　白血病もそうですが，小児がんの治療はトータルケアが必要で，中でも重要なのが患者（患児）と家族のケアです．1950年代，ボストンでファーバーが白血病に対する化学療法を開始した当初は，患者はいったん寛解に入っても，多くは再発し，最終的に亡くなりました．ですから病気になって病院にきた時から最後のことを考えてトータルケアを行おうという考えができたのでした．成人がんは，その頃から外科手術によって治癒する患者が結構いたので，トータルケアの概念が育ちにくかったとの意見もあります．

　さて患者と家族のケアですが，いわゆる多職種からなるチーム医療が必要です．その医療チームは内科系，外科系，放射線，児童精神などの多くの部門の医師，看護師，薬剤師，心理士，栄養士などが参加して，病気の診断と治療を検討します．現在ではキャンサーボードあるいはチューマーボードと呼ばれ，多くの病院で行われています．一方，ソーシャルワーカー，チャイルドライフスペシャリスト（CLS）やホスピタルプレイスペシャリスト（HPS）や子ども療養支援士，病棟保育士，教諭，宗教家などの，一般に医療を行わない職種の人たちによるサポートもまた重要です．ソーシャルワーカーはケースワーカーと呼ばれることもありますが，社会的・経済的な面に対処します．CLSはアメリカで発達した職種，HPSはイギリスで発達した職種，日本では子ども療養支援士が発達していますが，これらの人たちは，プレパレーション（子どもに前もって検査や治療について本人がわかるように絵本やぬいぐるみなどを使って説明し，リハーサルを行うなどして準備をする）を行ったりして，子どもたちが前向きに治療に取り組めるように支援します．このような非医療職を含むカンファレンスを定期的に持つことの意義は大きいのですが，日本ではまだ時間の不足，スタッフの不足，保険制度が追いついていないなどの理由であまり行われていないようです．

JCOPY 498-22532

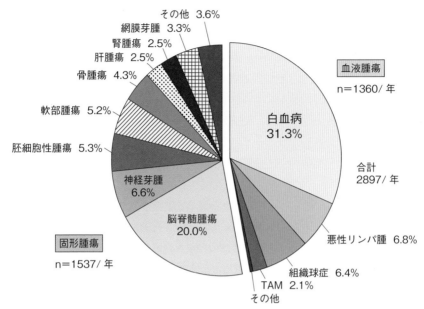

図1 日本の小児がん（小児がん拠点病院情報公開 2015-17 年集計,
診断時 18 歳以下の症例）
146 施設中 140 施設（95.9%）

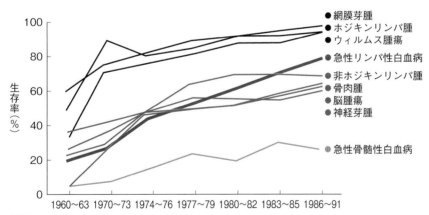

図2 小児がんの治療成績は右肩上がり
（Parker SL, et al. CA Cancer J Clin. 1996; 46: 5-27 より作図）
小児がんは進んでいても，また手術で全部の腫瘍を取り切れなくても，多くの場合，治癒の
希望を捨てずに治療を続けることができる．抗がん剤も放射線照射も極めて有効だからであ
る．小児がんの 70〜80％は治る．

国内での過去50年のトータルケアの歩みを振り返ってみます 図1 図2 ．1970年代にはほとんどの小児がん患者は亡くなりました．病棟では母親が泊まり込んで患児の世話をしていました．そこで母親への支援が検討されました．1980年になると，亡くなった子どもの親の会が結成されました．医療者に様々な意見を伝えてくれるようになりました．例えば，患者本人の死への不安に対処すべきであるとか，父親は仕事を続けなければならないのに母親はずっと病院に行ったきりで，なかなか家族をかまってくれないので，父親が闘病チームに入れず，疎外感を持つことがわかりました．また親の会は，子どもを亡くした家族に対してグリーフケアをする役割も担いました．1983年から厚生省心身障害研究「小児白血病に関する研究」が行われました．

　1980年代後半になると白血病患者の半数が治癒するようになり，患児本人への病名告知が模索されました．聖路加病院では，細谷亮太先生が，ナース，ソーシャルワーカー，心理士とチームを組んで病名告知を開始し，患者本人は告知を受けることによって，病気に前向きに取り組めるようになることが示されました．1990年代に入ると，再び，治らない子どもたちについての理解が深まりました．1992年から厚生省心身障害研究「Death Education についての研究」が行われました．また細谷亮太先生は訪問看護師（押川真喜子さん）とチームを組み，小児がん患者の在宅死を実践しました．30家族以上を対象に家での看取りを行いましたが，家族の負担は想像より軽く，得られる満足は極めて大きいという結果でした．ただ，細谷先生は一年中，24時間ずっと呼び出される環境で，大変だったかもしれません．

　ついで2000年代になり，家族の中でもきょうだいが疎外されていることが問題になりました．小児がんの子どもがいると，当然ながら家族の注意は患者に向くので，きょうだいが重く扱われなくなります．その間，きょうだいは我慢を強いられるのですが，あとでアンケートをとるとかなり大変な経験ととらえられ，トラウマになっているケースがありました．また，病気によっては，骨髄移植が必要になることもあるのですが，最もふさわしいドナーはきょうだいです．でもきょうだいがドナーになれる確率は1/4と小さく，それは血液または唾液などの検体をとってHLA（ヒト白血球抗原）を調べなければわかりません．もしHLAが合っていたら移植の準備に入るのですが，自己血輸血のために自分の血液を取って保存し，風邪などをひかないようにお利口にして，また本番では入院して全身麻酔をして骨盤から骨髄血を何百ccも採らなければならないというわけで，精神的にも肉体的にも大きな負担になります．医療者や親は，骨髄移植というのは医療事故（頻度は極め

て小さい）に遭わなければ，他の臓器移植と異なり，後遺症のないとてもよい治療法と考えがちですが，ドナー当事者にとっては大変です．ましてや，親や医者からドナーになることを当然のようにお願いされるのはよくないということがわかってきました．そこで，現在ではたとえ小児であっても，ドナーになるかどうかは，強制力の働かない状況で説明を行い，自由意志で決定してもらう必要があるという見解になっています．そのためには，HLA 検査を行う段階から児童精神医や心理士など，ドナー側に立つ医療者（アドヴォケイト）が必要になります．ただ，まだすべての医療機関では可能ではないかもしれません．

　患者本人の心のケアはどうするのか．こちらも年齢によると思いますが，長期フォローアップ（後述）の一環として児童精神医師や心理士が関わっていくことが必要です．ただ，最近の研究によると，小児がん患者本人は，闘病という大変な状況を克服することによって，その後の人生に前向きに取り組めるのではないかという意見も出てきています．それをレジリエンス（resilience）と呼びます．病名告知がよい方向に働くのだと思われます．

　小児がん患者に限らず，小児が亡くなるのは本当に辛いものです．親としては自分より早くお子さんが逝ってしまうということ自体，受け入れ難く，現実感も湧きにくいようです．それは医療者も同様で，特に小児がん患者は入院期間も長いし，可愛いし，その成長も目にしており，喪失感は凄まじいものです．日本では多くの病院で，小児患者が亡くなると医療者が通夜や葬式に参列します．ただ，そのことについては様々な意見があります．代表的なものは，私の身近な例で言えば，最初のボスの西村先生のもので，医療者はプロフェッショナルであるべきであり，むやみに感情を表していたら生きていけなくなるという意見です．アメリカでは“Don't take children home”と言われているそうです．「家では病院の子どもたちのことを考えないで」という意味でしょうか．感情の抑えが外れると大変なことになるという認識なのでしょう．その反対は次のボスの細谷先生の意見で，「泣けなくなったら医者をやめる」というものです．自分の心の動きに素直になった方が，精神が安定するということもあるのでしょう．私はどちらの意見も正しいと思いますが，実際にお通夜に行ってみると，地元の友達がたくさん来ていたり，病院から結構遠くて外泊も大変だったのだなと思ったり，お通夜のあとに同僚と慰労の会食をして帰ったりするのは，得られることも多かったと思います．後述のように，聖路加では病院内のチャペルでのお葬式も可能で，それはすばらしい体験になります．家族と医療者がまさに一体となって頑張った患児を見送れますし，いくら泣いてもよい

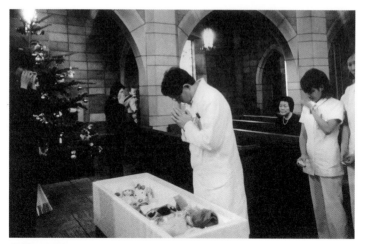

図3 聖路加のチャペルでのお葬式
（大塚敦子. 犬が来る病院―命に向き合う子どもたちが教えてくれたこと.
KADOKAWA; 2016 より許諾を得て転載）

のです．でもそのようなことができる病院は他にはありません **図3**．

2. 白血病治療の晩期合併症

「せっかく白血病や小児がんは治っても，後々問題が起こっては…」との意見はもっともなものです．このような問題を晩期合併症と呼びます．以前は後遺症と呼んでいました．ただ，「頑張って白血病やがんを治したからこそ出てくる問題なのだから，ある程度は仕方がないかもしれない」という考え方もありました．でもやはりそれは，医療者側の言い訳でしょうね．

なお，問題点は病気そのものによるものと，薬物療法，外科手術，放射線治療などの治療の影響によるものと，大きく2つに分かれます 表1 ．

表1 白血病治療の晩期合併症

1. 成長・発達の異常（内分泌異常を含む）
   身長発育障害，無月経，不妊，肥満，やせ，糖尿病
2. 中枢神経系の異常
   白質脳症，てんかん，学習障害
3. その他の臓器異常
   心機能異常，呼吸機能異常，肝機能障害，肝炎，免疫機能低下
4. 続発腫瘍（二次がん）
   白血病，脳腫瘍，甲状腺がん，その他のがん

このように表にまとめると結構落ち込んでしまいますね．しかしながら，1人の患者さんにたくさんの合併症が起こるわけではなく，新しい治療ほど晩期合併症が起こりにくくなるように工夫がなされており，また予防や対策が可能なものも増えてきました．さらに，ここ20年ほどの晩期合併症の研究の進展により，晩期合併症の出現を予測できるようになりました．これもまた，St. Jude 小児病院の何千人という多数例の長期フォローアップ研究によって明らかになったものが多いのですが，国内でも前田美穂先生や石田也寸志先生らが St. Jude グループと連携してデータを示してきました．

脳腫瘍はやはり大変な疾患で，脳内のどこに腫瘍ができても，正常の神経の機能を低下させる可能性があります．例えば，下垂体の腫瘍では，治療によって治癒したのちも尿崩症（抗利尿ホルモンの分泌低下）や成長ホルモン分泌低下などのホルモン系の異常が生涯にわたって続くことが多いです．このように腫瘍そのものの影響が治療終了後も残ることがあります．現在のところそれを避ける方法はありませんが，ホルモン投与はそれほど大変でなく継続できるのが救いです．

放射線照射の問題は古くから認識されていました．例えば低年齢で頭蓋照射を行うほど，学習障害などの知能・認知力の問題が起こりやすいことがわかっていました．最近は通常の放射線照射に代わって陽子線照射が可能な施設が増えてきました．陽子線は効果が高く，周囲の組織への影響が小さいというメリットがあります．造血幹細胞移植に際して行われる全身放射線照射は無月経や不妊などの生殖機能の問題や，脊椎の発育が損なわれて身長の伸びが悪くなることがあります．そのため，照射を避けて薬剤による移植前処置を採用することが増えています．また，移植前に精子や卵巣の保存ができるようになっています．無月経に対しては思春期の第二次性徴の出現をみながら女性ホルモンが補充されるようになっています．男児で睾丸の摘出や照射を受けた場合には男性ホルモンを補充します．

　次にアルキル化薬の問題があります．シクロホスファミドは総投与量が生殖機能低下の1つの目安になります．治療開始時点で予測を立てて，精子や卵巣の保存を計画します．

　アンスラサイクリン系薬物（ドキソルビシンなど）は総投与量が多いと心筋に対する毒性が出ます．治療開始時点で予測を立てますが，定期的に心エコーによるチェックをしていきます．

　二次がんは放射線照射とアルキル化薬の使用により起こりやすくなります．例えば，ALLでは以前は全例を対象に中枢神経再発を予防するために頭蓋照射を行っていました．そうすると1%くらいの患者さんで10年以上経ってから脳腫瘍が発症しました．現在では頭蓋照射はほぼ全廃されています．

　今後の課題としては，臨床試験の目的として晩期合併症を少なくできるかどうかを検討することが挙げられます．再発は少し増えるかもしれないが，大きな晩期合併症が起こらないのであればよいと考えるかどうかです．すなわち，次世代の白血病や小児がんの治療は，「心と体に優しい」ものを目指すべきであると思われます．

　なお，白血病や小児がんの患者の長期フォローアップをどのような体制で行うかも問題です．上記のように晩期合併症に占める内分泌系の問題の比率は高いので，欧米の小児病院や大学病院では，治療終了後数年経ったら，主治医を小児血液腫瘍の専門医から小児内分泌専門医に移すようになっています．また，長期フォローアップは，医師ではなく，ナースや心理士，ソーシャルワーカーなどのコメディカルが主体となって推進すべきとも考えられます．このようなことが可能になってこそ，本来の意味の豊かで贅沢な医療が行われるということだと思います．

JCOPY 498-22532

3. 小児医療のネットワーク

　皆さんはネットワークと聞くと何を思い浮かべますか．私の考えるネットワークは重層的です．

1 患者と家族，親の会

　小児がん治療にあたって，患者に対するトータルケアはとても重要です．そこには小児がん専門医に加えて様々な診療科の医師のみならず，様々な職種が関わります 図4 図5．また多くの病院には親の会があります．親の会からは様々な意見が出され，私たちの診療が改善されていきます．さて，病院での生活には楽しいイベントが必要です．聖路加病院では入院中は毎月，餅つき，節分，お雛様，花見，鯉のぼり，七夕，夏祭り（病院の屋上から小さな花火も上がる），お月見，ハロウィン，BBQ，クリスマスと，実に多様なイベントがあり，患者ときょうだいを元気づけていますが，いざ，退院するとこのような楽しみがなくなります．そこで，15年前に毎年真夏の休日に小児科外来を開放して，キッズフェスタと銘打った企画を始めました．親の会「リンクス」がお手伝いをしてくれます．これは外来が病院の1階にあることを利用して，プールやヨーヨー釣り，ゲームなど，子どもたちが喜びそうなものを用意しますが，一方，大人たちはちょっとアルコールも入れて，入院時代の思い出から何からを医療者と話し合います．いわば，同窓会のようなものです．まだ治療中の子もいれば，治療を終了して外来に通っている，あるいは高校生

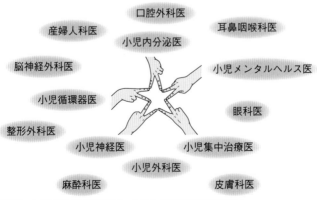

口腔外科医
産婦人科医
耳鼻咽喉科医
小児内分泌医
脳神経外科医
小児メンタルヘルス医
小児循環器医
眼科医
整形外科医
小児神経医
小児集中治療医
小児外科医
麻酔科医
皮膚科医

図4 小児がん治療にはたくさんの専門家が必要！

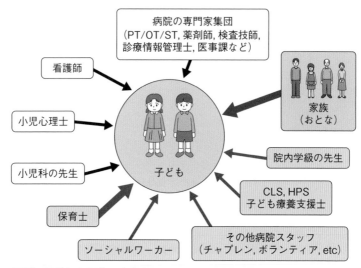

図5 子どもを見守る大人たち

になって，小さい子どもの面倒をみてくれる元患者もいれば，お子さんを亡くした親もいるという，一種ごた混ぜなのですが，その効用は大きいと思われます．このような患者と家族のネットワークは医療者の学びの場としても大事です．病院の外にはがんの子どもを守る会などの全国ネットの大きな組織もあります．

2 医療者のネットワーク

　関東には1969年に発足した東京小児がん研究グループ（TCCSG）があり，教育，研究，診療上の問題に対応しています．特に，若い医師を育てるにあたっては，大学医局の垣根にとらわれず，みんなで育てていこうという素晴らしい雰囲気があります．聖路加病院にも数多くの若い医師が数カ月から数年間，研修に来ています．彼らとの交流は受け入れる私たちの技量や思考の進歩にとっても重要です．この形式は全国に拡大し，2015年に日本小児がん研究グループ（JCCG）ができました．またこれとは別に，よりアカデミックな組織としては小児血液がん学会があります．専門医制度やガイドラインの作成などに関わっています．その国際版として，I-BFM，国際小児がん学会（SIOP）とアメリカ血液学会（ASH）があります．

　このような国際学会に行くことは，日本の診療と研究のレベルを向上させることになり，大きな意義がありますが，それより，「世界にはこれほど多くの同志がいるのだ」という心高ぶる経験ができることも重要です．医療者にとって，小児がん診

JCOPY 498-22532

療という要求の高い領域に関わる毎日は決して楽なことではありませんが，外に出てみると，世界にはすごい数の人たちが同じ悩みを抱え，あるいは解決策を模索していることがわかります．そこから，相互の訪問や若手の留学の話も出てきます．私はできるだけ，学会が行われる土地の小児病院や研究所を訪れるようにしています．百聞一見に如かず．その国の有名な病院から学ぶことは多いです．でも反対に，日本の方がよいところもあります．私が訪れた病院は，St. Jude 小児病院（私が1990～1993 年に留学），フィラデルフィア小児病院（CHOP: Evans and D'Angio 図6），サンディエゴ小児病院（新潟大の斉藤昭彦先生が留学中していた），ニューヨークのメモリアルスローンケタリングがんセンター，ボストンのダナファーバーがん研究所，ヒューストンの MD アンダーソンがんセンター（琉球大学の百名伸之先生が留学していた），ヒューストンのテキサス小児病院（大阪母子医療センターの井上雅美先生が留学していた），シアトルのフレッドハッチンソンがん研究センター，天津の血液病研究所（Xiaofan Zhu），ソウルの Asan 医学センター（Jong-Jin Seo），ソウル国立大学（Hee Young Shin），光州の全南大学（Hoon Cook），シンガポール国立大学（Allen Yeoh），UAE のシャルジャ大学，ローカトリック大学（私が1989～1990 年に留学），ミラノ大学（Andrea Biondi，聖路加の同僚の長谷川大輔先生が留学していた），ミラノの国立がん研究所（Salvatore Siena），フライブルグ大学（Charlotte Niemeyer，北大の同僚の平林真介先生が留学していた），ウィーン小児病院（Oskar Haas），キール大学（Martin Schrappe），

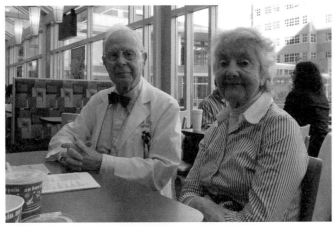

図6 フィラデルフィア小児病院の小児がんの"父母"，
D'Angio（左）と Evans（右）

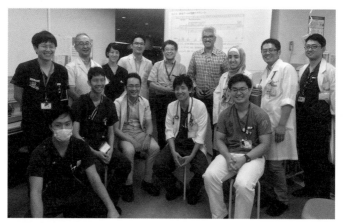

図7 聖路加の若い医師に囲まれる Ajay Vora

パリ小児病院 Robert Debre（Andre Baruchel），ロンドン小児病院 GOSH（Ajay Vora），デンマークのオーフス大学病院（Henrik Hasle）などなど．とにかく現地の小児科を訪れ，患者と医療者をみることはとても興味深いことです．国内の多くの施設も訪れていますが，それは割愛します．

　ところで，反対に，日本の学会に来る海外の小児科医も多く，その機会を捉えて聖路加病院に連れてきて症例検討や病棟回診をしてもらいました．例えば，Ajay Vora **図7**，Andrea Biondi，Stephen Sallan（ボストン），Ching-Hon Pui（メンフィス），Hee Young Shin，Oskar Haas らが来てくれましたが，彼らにとっても日本の病院を見ることが興味深いのはいうまでもありません．

　2020年の新型コロナウイルス感染症の爆発により，外国のみならず，国内の学会にも行くことが困難になってしまいました．でも，その穴埋めをすべく多くのネット会議が行われています．その中でも興味深いのは，St. Jude 小児病院の Scott Howard が主催している小児 ALL と COVID-19 の会議で，2020年4月初めから毎週金曜日の夜22時開始で1時間行われています **図8**．なぜこのような時刻かというと，メンフィスは朝8時，ヨーロッパは午後2時で，世界全体であまり無理のない時間帯だからです．私は夕食後，ちょっとのんびりしてから参加していますが，1週間の締めくくりとして習慣になってしまいました．Howard は小児白血病の研究から離れ，outreach program を担当しており，特にラテンアメリカやアジアなど発展途上国の小児がん診療のサポートを大々的に行っています．現在は国際小児がん学会（SIOP）の副会長です．この会議のよいところは，タイムリーにコ

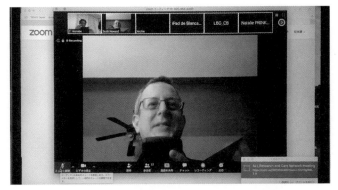

図8 Scott Howard：毎週金曜日の ALL のウェブ会議にて

ロナ関連の話題が入り，権威主義的でなく，質問やコメントも自由にできることです．また参加者からコロナに関係があってもなくても，診断や治療の難しい白血病の症例を提示して国際的なエキスパートの意見を聞くこともできることです．参加料は無料で，事前登録もなく，惨禍の中，心温まる企画といえます．

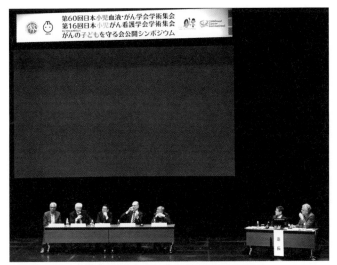

図9 日本小児血液がん学会：小児 ALL 国際シンポジウム（2018年 11 月 15 日，京都）
左から Ajay Vora (UK)，Ching-Hon Pui (St. Jude, USA)，康勝好 (JCCG，日本)，Martin Schrappe (BFM, Germany)，Teachey (フィラデルフィア小児病院, USA)，筆者，Biondi (IBFM, Italy)

Chapter 6 私と白血病

1 研修医時代

　私は 1985 年に北海道大学医学部を卒業したのち，東京にある聖路加国際病院で卒後研修を始めました．当時は現在のような卒後研修システムは確立されていませんでした．聖路加は戦後，いち早く米国の医学教育システムを取り入れ，1 学年 10 人程度の医学部卒業生を採用していわゆる "レジデント教育" をしていました．1 年目と 2 年目の研修医は病棟と繋がった寮に住み込んでおり，文字通りの "レジデント生活" を営みました．寮からの出入りは必ず外科病棟のナースステーションの前を通らなければならないので，変な時間に出入りするのも憚られます．中にはおいしいケーキでナースの口を封じていた強者もいましたが．もっとも，レジデント生活は激務でしたので，なかなか遊ぶ時間を作り出すのは容易ではありませんでした．当時はまだ日本全国，土曜日は半ドンでしたし，国民の祝日も少なかったので，まずもって休日は少なく，また当時は卒業後 1 年目でも半年もするとひとり立ち当直（先輩は病院に泊まらない）をしていましたので，月に 10 回ほど当直があり，その上，当直でない日でも重症患者がいれば帰れないということがしょっちゅうでした．「働き方改革」という言葉もありませんでした．その状況は米国でも同様だったようです．とはいえ，この厳しい教育により私たちは診療技術を早く覚えることができたのは確かで，また若いなりに責任感を持って励んでいたのだと思います．誇りを持っていたというか．ですので，苦しいということはありませんでした．ただ，可愛い子どもたちが運悪く亡くなったりすると，若いレジデントも若いナースもお通夜のような心地がして，患者の家族と一緒に泣いたりもしたのでした．そんな時，聖路加がキリスト教の病院であることは大きな力を与えてくれました．聖路加病院の中央には 1936 年にできたチャペルがあり，全ての病棟から見られる構造になっています．パイプオルガンもあり，まさに病院全体が教会のような趣です 図1．キリスト教の暦に合わせて行事があります．私はクリスチャンではありませんが，音

JCOPY 498-22532

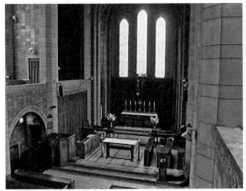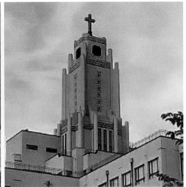

図1 聖路加国際病院のチャペルと十字架

楽好きでバッハのマタイ受難曲の歌詞などから聖書に親しんでいたこともあり、違和感はありませんでした。チャペルは 365 日 24 時間開かれているので、困った時、疲れた時など、とてもよい場を提供してくれます。中にはピアノもあり、自分一人で弾くこともあれば、患者さんを連れて行って聞いてもらったりして、まことに使い勝手のよいチャペルでした。しかしながらこのチャペルが最も力を発揮するのは、患者さんが亡くなった時です。患者さんがキリスト教徒でなくても、その日だけ教徒になってお葬式をしてもらうことができるのです。これはよいシステムです。お通夜と告別式と私たち医療スタッフが患者さんにお別れする機会があるのは、患者さんのためでもありますが、私たち医療スタッフへの慰めの効果も大きいものがあります。私は、キリスト教というものは世界中でこういうことをしているのだと思ったのですが、のちにローマやメンフィスなどの教会がたくさんある町に留学したところ、キリスト教の病院でも、亡くなった患者さんのお葬式をやっているところはありませんでした。ひょっとすると世界で唯一なのかもしれません。このチャペルはまた聖路加で働く人たちの結婚式も執り行ってくれ、参列しやすくそういった意味でも便利なのでした。

2 聖路加国際病院の歴史

　その聖路加国際病院の歴史・沿革を簡単に述べます。聖路加は 1902 年に米国聖公会の宣教医師として来日したトイスラーにより設立された病院です。開院時の状況は、院長兼外科兼婦人科がトイスラー先生、内科小児科が川瀬元九郎（ハーバードに留学）先生とマクドナルド先生、眼科耳鼻科が蒋田庭二郎先生とホイトニー先

生という布陣です．今と違って当時は来日後わずか 2 カ月で医籍登録ができたようです．またメジャー 4 科の次は眼科耳鼻科が重要だったようです．その後 1923 年に関東大震災が起こって大事な病院の建物は消失，ついで 1925 年にも火災で仮病院も消失しましたが，病院そのものは生き残りました．その頃の医師の布陣は内科 10 名，小児科 7 名，産婦人科 7 名，外科 6 名，耳鼻咽喉科 3 名，眼科 3 名，歯科 3 名，物療科 3 名，皮膚科 2 名，研究室 2 名で，早くもインターンと称する医師の卒後実地修練が行われていました．インターンの出身大学は，慈恵，慶應，東大，千葉大など関東が多かったようです．

　小児科関連に目を向けると，1925 年に東京市とともに築地産院を開設しました．また同年，公衆衛生事業として文部省と組んで小学校学童の疾病の早期発見と治療を開始しました．1926 年には乳幼児の健康保護を目的に，院内に Well Baby Clinic を開設しました．築地産院で出生した母子の指導を家庭訪問も取り入れながら行っていたようです．1935 年に東京市と内務省はこの Well Baby Clinic を公的に行うべく聖路加の中で保健館事業を開始，1937 年にはわが国第 1 号の都市型のモデル保健所（現在の中央保健所）となりました．なお 1929 年には日本で最も早く医療社会事業部が発足し，ソーシャルワーカーの活動が始まりました．1933 年に鉄筋コンクリートの病院が完成，3 年後，その中心にチャペル（礼拝堂）が造られました．一般外来患者は 1 日 300 名，病床は 475 の大病院です．トイスラー先生はこの新病院の完成後すぐの翌 1934 年に亡くなりました．病理解剖は当時東大教授だった長与又郎先生が行ったようです．ここまでが聖路加の戦前の黎明期です．保険制度のない時代に，施療を主に日本の医療を創造していったストーリーはなかなか刺激的なものです．また目の前の患者の診療にとどまらず，教育（医師の卒後臨床研修，看護教育），公衆衛生，病院管理など多方面に目配りがなされていたことも興味深いと思われます．この運動はキリスト教精神のもとに行われたとはいえ，病院設立当初から明治天皇の支援，大隈重信，渋沢栄一，後藤新平ら明治の傑物たちの協力，そしてロックフェラー財団の資金援助など，国公立機関とは異なった社会の理解と支援があったのでした．なお現在までに多くの医師や看護師が聖路加を通って海外に留学しています．

　その後第二次世界大戦が始まり，聖路加から外国人が除かれ，悲しいかな，1943 年には病院名も「大東亜中央病院」と変わってしまいます．次いで 1945 年の敗戦後，聖路加は逸早く GHQ に接収され，それは 1955 年まで続きました．その後の聖路加の活動については多くを語りませんが，1992 年に新病院が竣工しました．病

JCOPY 498-22532

床は 520 です. 成人はすべての病室が個室ですが, 小児病棟は有差額の部屋を少な
くすべく個室は 3 割ほどです. 以上長くなりましたが聖路加の歴史を駆け足で記し
ました. みなさん, もうお気づきのことと思われますが, 病院の設立当初から当院
は小児医療に力を注いできています. それは病気の子どもたちのみならず, 小児保
健領域にもつながっています.

3 聖路加での小児がん診療

a) 西村昂三先生

　さて, 話がそれましたが, 1985 年当時の聖路加の小児科部長は西村昂三先生で
した 図2. 背の高い, 英語のべらぼうに上手な先生です. 1929 年京都の生まれで,
海軍兵学校を目指していたのですが, 終戦で医学に進路を変え, 京都府立医大に入
学し, 卒業しました. 戦後, 米国の進駐軍が日本に滞在しましたが, 京都の西村家
には軍医がずっと泊まっていました. その軍医が米国に帰ることになり, 滞在させ
てもらったことへのお礼を申し出たのに, 西村先生は米国留学の援助を頼んだそう
で, 1955 年に米国留学がかないました. 西村先生 26 歳の時です. まずは, 米国小
児科学会長を務めたこともある James Hughes がいたテネシー州メンフィスのラ
ボナ (Le Bonheur) 小児病院で研修を受け, 米国小児科学会専門医となり, 研究も
して博士号を取得しました. ついでボストンに行き, ファーバーの下で白血病など
小児がんの臨床を学びました. 西村先生は 1960 年 (31 歳), 日本に帰国して聖路
加病院に勤務しました. 奇しくもそれは私が生まれた年でした. おそらく日本で唯
一で随一の小児がん専門医であったと思われます. 当時の小児科部長は東大出身の
山本高治郎先生で, フランスに留学して子育て論を学んできた大御所でしたが, 熱

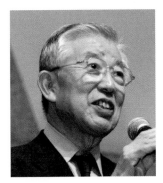

図2 西村昂三先生 (2008 年小児血液がん学会にて)

心に西村先生を誘ったようです.

　西村先生が帰国した頃に日本の医学雑誌（小児科臨床 1960 年）に載せた総説を紹介します．タイトルは「米国における小児急性白血病の現況」です．

①患児の一般状態が良好な場合にはメソトレキサートとロイケリンを用いる．3週間以上継続し寛解に導入した後も継続する．一般状態が不良の場合にはステロイドを用いる．末梢血所見が正常化したら骨髄検査を行い，寛解していれば代謝拮抗剤（メソトレキサートとロイケリンのこと）に切り替える．

②小児白血病は予後不良なので，ファーバーは"トータルケア"の重要性を説いた：不治の病に罹患した患児の福祉増進を図るため，輸血，感染症のコントロール，諸種合併症の処置，精神衛生面の指導，家族の経済問題に至るすべての問題に手をさしのべる．

③我が国のように，経済的に余裕の少ないところでかかる不治の小児疾患に対し，精神的にも経済的にも負担の大きい治療を試みることが果たして社会的に受け入れられるか否かは現状では微妙な問題であろう…．

　もちろん，現在の我々からみると文字通り，隔世の感がありますが，含蓄のある文章です．①では使える薬の種類が極めて限られることがわかりますし，ステロイドは当時まだ新しい薬だったので，全ての患者には用いられなかったことがわかります．②では小児白血病は予後不良であるといいきっています．ファーバーのアミノプテリンの発見から 15 年近く経っていますが，白血病の治癒には程遠かったことがわかります．その一方で発症時からのトータルケアの重要性が説かれています．これこそ，当時の日本になかったものでしょう．最後の③はまさに高度経済成長が始まる前の日本の状況がよくわかります．ちなみに日本全体で国民皆保険が実現したのは 1961 年でした．

　ここからの西村先生の歩みは超人的です．すなわち，白血病の治療を臨床研究の枠組みを作って日本に根付かせ，一方，がんの子どもを守る会を設立して小児慢性特定疾患の制度を作っていったのでした．

b）細谷亮太先生

　次に私のもう一人のメンターである細谷亮太を紹介しましょう **図3**．細谷先生は 1948 年の生まれ．ファーバーが New England Journal of Medicine に初めて白血病に対するアミノプテリンの効果を報告した年でもあり，ご自身はがん（白血病）に対する化学療法の申し子だとおっしゃっています．細谷先生は山形県に代々

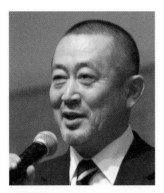

図3 細谷亮太先生（2008 年小児血液がん学会にて）

続く医者の家の出身で，東北大学医学部を卒業後の 1972 年に聖路加国際病院のレジデントになりました．聖路加で小児科の研修を終えて，米国の医師免許を取り，1977 年にテキサス州ヒューストンの MD アンダーソンがんセンターに留学しました．当地には有名なワタル・ストウ先生がおられました．ストウ先生は日系人です．1912 年にカリフォルニア州に生まれ，第二次世界大戦中は強制収容され，戦後は広島と長崎の原爆の被爆者の健康被害の調査を命じられるという大変な経験の後，ヒューストンで小児がんの患者の治療を開始し，着実に成果を上げました．日本から多くの留学生を受け入れ，その最後が細谷先生でした．というのは，ストウ先生は細谷先生が 1980 年に日本に戻ると翌年亡くなってしまったからです **図4**．ストウ先生の生涯については共同通信の記者だった長澤克治の著書『小児科医ドクター・ストウ伝 日系二世・原水爆・がん治療』（平凡社，2015 年）に詳しいです．私も長澤さんにお会いしましたが 10 年以上かけてこの本を書いたとおっしゃっていました．残念ながらこの本を刊行後すぐにお亡くなりになりました．さて，細谷先生は MD アンダーソンでクリニカルフェローという研修医を指導する立場の医師として働きました．聖路加で 5 年間小児科を学んだとはいえ，渡米してすぐに様々な小児がん患者をみながら若い医師を指導するというのは大変な経験だったようですが，それがその後の細谷先生のバックボーンになったのだと思います．シスプラチンという当時，小児がんに使われ始めた薬剤を日本に紹介したり，患者本人への病名告知を含むトータルケアを日本に持ち帰りました．でも最も大きな影響はご自身の日本的あるいは東洋的な要素（俳人でもある）を再発見したことかもしれません．

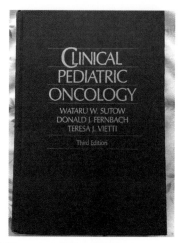

図4 ストウ先生の教科書 (1983 年刊)

　私が 1985 年に聖路加に就職した時，細谷先生は文字通り，聖路加の小児科を牽引して八面六臂の活躍をしていました．私の態度が若干生意気に感じられるとすかさず，「俺は先生より 13 年も経験が長いんだから，ちょっと勉強したくらいでわかったようなふりをするものではない」と厳しく指導されました．その一方，仕事以外の面では信じられないほど親切で，何度，飯をご馳走になったかしれません．細谷先生は文字通りのグルメです．週に 1 回奢ってもらったとして，年に 50 回，それが全部で丸 5 年分くらいはありましたから，100 万円以上お世話になったのは間違いありません．ご家族には話せないようなことですが，裏を返せば，さほど毎日毎日，朝から晩まで一緒に仕事をし，勉強させられたのだと思います．また，これは関係ないようなことですが，細谷先生はすばらしくハンサムで，いつどこに行っても凄まじい存在感．おまけに英語が上手く，俳句のプロでスキーも上手い．新聞連載や単行本も刊行している．もう，敵うものはありませんでした．なので，とても同じ道に進もうとは思わなかったのですが，面白いもので私の 1 年上の先輩が突然抜けてしまったために，私は研修を終えて北大に戻るタイミングを失って聖路加に残り，小児がんを専門にすることになったのでした．その理由は，その頃まだ半分くらいしか治らない，細谷先生のいう「病気中の病気」である白血病に魅せられたからだと思います．でも私は考えました．「細谷先生と同じ路線を進んでもダメだ．細谷先生が取らなかった進路を取ろう」と．

　そこで，留学は米国ではなくヨーロッパのイタリア，臨床ではなく基礎研究，俳

JCOPY　498-22532

句など日本文学ではなくオペラなどの西洋音楽，お洒落ではなく控えめな服装，などなど．あとで考えると涙ぐましい決心ですが，それが私のバックボーンになったにしても，悪い決心でもなかったかもしれません．

c）私の留学てんまつ

　結局私は1989年10月にイタリア政府の奨学生としてローマ・カトリック大学に留学しました．時はあたかもヨーロッパ激変の年で，行ってすぐブランデンブルク門が破壊され，東ヨーロッパ諸国はドミノ式に崩壊していきました．歴史とは面白いもので，渦中にいると何が起きているのかよくわからないものです．私はローマではヨーロッパを中心に結成されたSIOP（国際小児がん学会）の治療法を学びました．小児がん講座のマストランジェロ教授は1986年に世界のリーダーを集めて白血病の予後因子を討論するワークショップを開いていました．発症時の白血球数と年齢が大きな意義を有するという，いわゆるNCI/Rome分類の誕生です．ところがここに聖路加のボスである西村先生が来られました．カトリック大学で「小児がんと皮膚病変」という講演をしていただき，日伊親善にも一役買ったかと思ったりしたのですが，毎日のようにオペラを観たり古代遺跡を訪れたりと楽しく過ごしている私を見て心配してくださり，「やっぱり医学はアメリカだよ」ということになり，結局1990年9月からテネシー州メンフィスのSt. Jude小児研究病院に送られてしまいました．メンフィスは奇しくも西村先生が35年前に留学された土地ですが，その頃にはなかったSt. Judeでは1970年代から小児白血病が治癒するようになったのでした．急性リンパ性白血病（ALL）は，ボストンでファーバーが化学療法を開始し，ベセスダのNIH/NCIで精力的に臨床研究が行われたものの，骨髄は寛解になってもその後多くの患者が中枢神経に再発をきたしました．もともと脳内には危ない薬が入らないように，血液脳関門（blood brain barrier: BBB）があり，白血病細胞がそこに逃げ込むと薬が到達しにくいので，白血病にとっての「聖域」とも呼ばれていました．St. Judeのピンケルらのグループはこの中枢神経再発を予防するという発想のもとに，全てのALLの小児の脳にあらかじめ放射線照射をするという荒っぽいながらも画期的な方法を用いたところ，中枢神経再発が劇的に減少してALLの治癒率が一気に50％を超えたのでした．私はそのSt. Judeに留学することができたので，それはとてもラッキーでしたが，入った研究室は白血病ではなく遺伝子治療を開発するところで，その年の5月に英国からMalcolm Brennerが赴任したばかりでした．

　遺伝子治療は当時，まさに夢の治療でした．私がメンフィスに着く1カ月前の

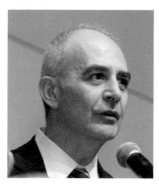

図5 Dario Campana（2008 年小児血液がん学会にて）

New England Journal of Medicine に，メラノーマの成人患者の腫瘍組織から取っ
てきたリンパ球に遺伝子を組み込み，そのリンパ球を再び患者に戻したところ，遺
伝子導入されたリンパ球は長ければ 2 カ月間腫瘍組織に集積したという報告が掲
載され，ヒトに対する遺伝子治療の幕が開いたのでした．Brenner はそのような遺
伝子治療を小児がん患者で行うことを計画していたのでした．私はその日に備えて
遺伝子導入を準備し，導入された遺伝子の検出法を考えるという仕事を与えられた
のですが，聖路加からローマ経由でメンフィスに着いたばかりの 30 歳の私には文
字通りすべてがチンプンカンプンでした．頑張って勉強したとはいえます．ところ
が，そのような実験的な医療を小児に試してよいのかということで，アメリカの
FDA と遺伝子治療を監督する委員会の審査が 1 年以上もかかることになりました．
そこで，私はその仕事をちょっと休んで，隣の研究室にいたイタリア出身の Dario
Campana と一緒に仕事をすることになりました **図5**．カンパーナはやはり 1990
年 7 月に英国から到着したばかりでした．まだ 34 歳でしたが，すでに小児 ALL の
免疫診断の大家でした．後述する白血病の微小残存病変（MRD）の検出法の開発と
その意義を証明するという大きな計画を持っていましたが，それには 5 年くらいの
年月を要するということで，まず私は ALL 細胞を培養する系を作り，正常のリンパ
球との相違を明らかにするという仕事を始めました．これは楽しかったです．カン
パーナは英国でメル・グリーヴス（CD10 抗体を作った，前述）とも親しく，ALL
についてのそれまでの研究の歴史を熟知していました．ただ彼は小児科医ではな
く，免疫を専門にする医師でしたので，ALL の臨床については私の方が詳しく，二
人三脚のように研究を進めました．他人の骨髄から培養した骨髄ストローマに ALL
細胞を載せて培養する系が確立した時の嬉しさは今でも忘れません **図6**．その後，

JCOPY 498-22532

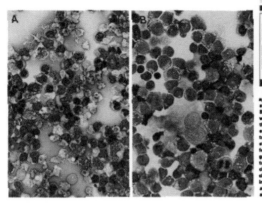

図6 Bloodに掲載されたカンパーナとの論文
（Manabe A. Blood. 1992; 79: 2370-7）
その号の表紙を飾った．

ALL細胞の抗がん剤に対する反応の研究が進み，実験の面白さを堪能しました．またカンパーナとは毎日２人でいろいろ考えたものでした．彼は免疫学者なので抗体に強かったです．例えば，遺伝子を改変することによって２つのターゲットを認識する抗体（バイスペシフィック抗体）を作ることができればALLの治療に応用できるかもしれないと考えましたが，それは私たちの仕事ではありませんが2012年に現実となります．もう１つは，患者のTリンパ球に，ALL細胞の表面にあるCD19を認識する抗体を遺伝子導入できれば，改変した自分のTリンパ球によって自身のALLを治療できるのではないか．これは後にカンパーナのもとに留学した今井千速先生（現新潟大学小児科）によって確立されます．現在CAR T細胞療法として知られる画期的な治療の生みの親となったのでした．ただ，ここに書いていてわかったのですが，新しい治療の実現にはとても長い年月が必要で，この２つの例はいずれも20年以上かかって臨床現場に到達しています．いずれにせよ，カンパーナは私の３人目のメンターともいえる先生で，年齢は４つしか違いませんが，リサーチについていろいろ教えられましたし，ヨーロッパ文明についても教えられました．

　メンフィスにはオペラも古代遺跡もありませんでしたが，白血病の臨床と基礎を学ぶには最高の場所でした．毎週全米のみならず世界中から平均３人の新しいALL患者が来ます．臨床研究も基礎研究も盛んで，有名な研究者も多く，また世界中から留学生が集まっているのでとても活気があります．中でも台湾出身のプーイ

(Ching-Hon Pui) は，毎月のように Blood などの一流の医学雑誌に論文を書いていましたが，その時から終生変わらぬ友人（といってはおこがましいですが）です．また毎週有名な研究者が講演をしに来ました．当時日本から留学していた森下和広先生（宮崎大学教授），稲葉俊哉先生（広島大学教授），間野博行先生（国立がん研究センター研究所長），そしてウイルス学の河岡義裕先生（東大医科研教授）などの先生がたとは現在も交流があります．同じ釜の飯を食った感覚があるのでしょう．そんな実り多い留学にも終わりがきて，後ろ髪を引かれる思いで 1993 年に聖路加に戻ったのでした．3 年半の不在でした．

4 2 度めの聖路加と東大医科学研究所，その後

今度の聖路加は研修医の指導をする立場でしたが，それと同時に，東京小児がん研究グループ（TCCSG）の ALL 委員となって，国内の ALL 患者のための治療計画の立案に携わるようになりました．ここでは留学の経験が役立ちました．聖路加はチーム医療ができ，トータルケアができて，患者さんのためにできないことはない病院ですが，当時は基礎研究ができませんでした．無い物ねだりですが．そこで，国立がんセンターや東大医科研の研究室を借りたりしていましたが，1997 年に意を決して東大医科研に移りました．当時医科研には中畑龍俊先生がおり，小児病棟を作るからというので招いていただき，助手になりました **図7**．ちょうど臍帯血移植が始まり，またがんに対する遺伝子治療も行われていて，名物病院長の浅野茂隆先生のもと，最先端医療を活発に展開していました．さすが東大と思ったものです．中畑先生は私の 4 人目のメンターですが，最もアカデミックでした．造血幹細胞研究の第一人者でサウスキャロライナの小川真紀雄先生の高弟ともいうべき人ですが，基礎・臨床ともに一流で，負けず嫌い，夜も寝ない，情に篤いという稀有な人物です．おまけにとても背が高く柔道も強いという，これまた何をやっても敵わないという人物でした．どうしようかと思っていると，小児病棟を立ち上げ，研究としては小児には稀な骨髄異形成症候群（MDS）を担当するようにとのことでした．MDS はちょうどその 1997 年 4 月にドイツのフライブルクで第 1 回国際小児MDS 研究会が開催され，新しい分野が切り開かれようとしていました．この研究会を主催したのは Niemeyer（女性の教授）でしたが，以後，長い付き合いが始まります．MDS は再生不良性貧血と白血病の境界のような疾患で研究すべきことが多く，また遺伝性の要因も大きいという，極めて多彩な疾患群です．私はその年に小児血液学会に MDS 委員会ができたのを契機に全国の MDS の疑われる患者の前向

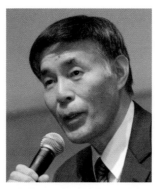

図7 中畑龍俊先生（2008 年小児血液がん学会にて）

き登録を行い，中央診断を行うというやりがいのある仕事に従事し，得るところは大きかったです．また世界と同時進行で新たな知見が積み上がっていくのは爽快でもありました．中畑先生はわずか 2 年後の 1999 年に京都大学に移られましたが，この 2 年間に医学研究の基礎を叩き込まれた経験は他では得難いものとなりました．様々に刺激的な医科研生活でしたが，2004 年に 3 度目の聖路加での勤務となりました．ここからは細谷先生との楽しい臨床医生活となりました．そして 2013 年に細谷先生が定年となり，私は 2019 年に北大に帰還したのでした．波乱に富んだ半生ですが，よきメンターに恵まれたといえます．

　後日談というものはいくつもあるものですが，とびきりのお話を．2000 年頃だったと思います．私は東大医科学研究所で神経芽腫に対する遺伝子治療を開発しようとしていましたが，その共同研究者はなんと，10 年前に私をメンフィスに招いてくれた Brenner でした．彼はその時，ヒューストンのベイラー大学で遺伝子治療部門のトップになっていて，何度かヒューストンで打ち合わせをしました．その頃はまだストウ夫人のメアリー・ストウが存命で，細谷先生の紹介で何度かストウ宅を訪ねたのでした．テキサス風の広い広い平屋の家に日本人の用心棒（失礼！）のりょうさんと暮らしておられ，まさに悠々自適の生活．私は，メアリが自分の子どものように可愛がっていた細谷先生の話をしたり，聖路加の日野原重明先生（ワタル・ストウの古くからの友人！）の話をしたり，ピアノを弾いたりして楽しんだものでしたが，ある晩，邸内の月下美人の花が咲くという幸運に巡り合いました．もう還らない素敵な思い出です．

最後に　素朴な疑問は残る

　ここまで，私が知り得た小児ALLの知見について書いてきました．私が学び始めた1985年当時からこれまでを振り返ると，実に様々なことがわかってきました．しかし，それでも，私たちが知っていることは，まだまだ白血病の全体のメカニズムのほんの一部かもしれません．そこで最後に，私がまだ解決されていない「謎」と思っていることを列挙してみます．

1）遺伝子1機能か？

　1遺伝子1機能とは当然と考えられていたドグマですが，これが怪しくなってきました．例えば，ヌーナン症候群という先天疾患（心臓の病気や低身長などを起こす）は *PTPN11* という遺伝子が生まれつき欠損することによって起こりますが，小児に特有の白血病である若年性骨髄単球性白血病（JMML）の一部は，ヌーナン症候群ではない小児において，*PTPN11* の後天性の異常で起こることが2000年代になってわかりました．かなりの驚きでした．しかし，実はヌーナン症候群の患者に時々JMMLのような病気が発症することはその前から知られていたのです．しかもヌーナン症候群でみられるJMMLは自然に治ってしまうことが多いといいます．自然の不思議というか，私たち研究者が勝手に不思議だと思っているのか．

2）遺伝子（異常）はどのような順番にみつかってきたのか？

　白血病を引き起こす遺伝子（異常）は実に様々です．それはどのような順に発見されたのでしょうか．やはり，重要そうな遺伝子（異常）から発見されたのでしょうか．例えば，フィラデルフィア染色体（Ph）転座（*BCR–ABL* 融合）は1960年と最も早くみつかりました．その後の知見の蓄積には凄まじいものがあります．一見，とても重要そうです．しかし，そうではないでしょう．やはり，技術の進歩が新たな発見を生んだ可能性も高いかもしれません．まず染色体をみる技術ができた．そして一番みつかりやすいのがPh転座だったのでしょう．例えば，*TEL–AML1* は小児ALLの25%を占め，最も多い転座ですが，これは顕微鏡で染色体をみていてもわからないような微小な変化だったので，その発見は1990年代と遅れたので

JCOPY 498-22532

した．遺伝子も同じです．*IKZF1* は ALL の予後に最も関わっている遺伝子ですが，遺伝子の変化を網羅的に探る技術が整った 2000 年代になってようやくみつかったのでした．また，予後の不良な T 細胞型 ALL でみられる *SPI1* の転座は網羅的な RNA シークエンスが可能になった 2010 年代にみつかりました．ということは，技術の進歩により，これからも私たちは大発見や驚くべき発見に遭遇することが多々あるのだと思います．やはり通常の考えの反対で，「発明は必要の母」なのでしょう．

3) Hyperdiploid（高 2 倍体）ALL とは何なのか？

小児 ALL の 25％を占める hyperdiploid も不思議です．染色体がまるまる 5 本以上増加しているという，みかけ上とても大きな変化なのですが，その白血病発症に関わるメカニズムはほとんどわかっていません．この染色体の増加がどのように起こるのかも謎です．私のウィーンの友人で遺伝学者の Oskar Haas は，「それは 2 つの細胞の融合の名残だろう」といっていますが，その証明は難しいようです．また，このように染色体が 5 本以上も増加した細胞が細胞分裂のたびにきちんと遺伝子を複製して分裂増殖するのも大変だろうと思ったりします．Hyperdiploid ALL こそは，小児でしかみられない病態です．そこには小児 ALL 発症の鍵があると思われます．

4) ALL と免疫の発達

小児がんには好発年齢があります．例えば，神経芽腫，腎芽腫(ウィルムス腫瘍)，肝芽腫，網膜芽腫などのいわゆる胎児性の腫瘍は 1 歳以下の乳児に多い．芽細胞（ブラスト）とは，各臓器に分化していく若い細胞という意味です．胎生期の器官の形成期に芽細胞の分化増殖に問題が起こることがうかがえます．一方，骨肉腫はほぼ思春期にしか起こりません．それは骨細胞が増殖して身長が伸びる時期にあたっているので，増殖が盛んな時には間違いも起こるのだろうと考えられます．B 細胞性 ALL の発症のピークは 3〜6 歳です．なぜか．おそらくその時期は，人生を長く生きていく準備として，多くの標的を認識するような抗体を産生する細胞を用意する必要があるためと思われます．その数は 10 万とも 100 万ともいわれますが，利根川進が見出した遺伝子再構成によって可能となります．その時に間違いが起こって ALL が発症しても不思議ではありません．では T 細胞性 ALL はどうか．大部分の T 細胞は胸腺で産生されます．胸腺は乳児期に最も大きく，その後次第に小さく

なり，20歳を超えると退化して脂肪組織に置き換わるといわれています．なので，T細胞性ALLが乳児期に多いかというと，そうではなく10代の男性に多いのです．これは大きな謎です．このようなことは動物実験で証明することが困難な命題です．

　しかしながら，これらの謎も順次，解決されていくのでしょう．人類はいつもそうしてきましたから．あるいはそうではなく，時代が進むとまた，新たな謎がどんどん立ち現れるのかもしれませんが．

JCOPY 498-22532

参考文献

1) 血液学の源流 Ⅰ―発見と研究の物語―（マックスウェル・M・ウィントローブ著，柴田昭監訳，西村書店，1981 年刊）
2) 血液学の源流 Ⅱ―血液型・白血病・輸血の物語―（マックスウェル・M・ウィントローブ著，柴田昭監訳，西村書店，1982 年刊）
3) がん―4000 年の歴史〈上・下〉（シッダールタ・ムカジー著，田中文訳，ハヤカワ文庫 NF，2016 年刊）
4) 図説 医学の歴史（坂井建雄著，医学書院，2019 年刊）
5) 君と白血病―この 1 日を貴重な 1 日に（Lynn S. Baker 著，細谷亮太訳，医学書院，1989 年刊）
6) トンプソン＆トンプソン遺伝医学 第 2 版（福嶋義光監訳，メディカル・サイエンス・インターナショナル，2017 年刊）

あとがきにかえて

　私の小児白血病との旅もそろそろ終わりに近づきました.

　考えてみると,私の人生の大半は白血病との旅でした.様々なところに行き,様々な人たちに出会ったものです.世界中,日本中,どこにも仲間はいて,皆,それぞれ異なったすばらしい資質を持っています.逆にいうと,お互いが大きな許容度を持って接すれば,全ての人の資質が役に立ってくるという,そんな旅だったかもしれません.

　世界の動きから取り残されてはいけないと,聖路加時代には若い医師たちと毎週,Nature や New England Journal of Medicine（NEJM）といった一流誌の新しい論文を必死になって読みました.その若者たちが今度は,そのような一流誌に名を刻むようになっています.加藤格（京大）,吉田健一（英国ケンブリッジ,私たちの間ではネイチャーマニアと呼ばれています）,森山貴也（St. Jude 小児病院）,木村俊介（やはり St. Jude 小児病院）,吉原宏樹（聖路加）,小川千登世（国立がん研究センター）などなど.かつての教え子や同僚の活躍をみるのは嬉しいものです.このようにして,様々なものが受け継がれていくのでしょう.

　一方で,同じ道を志す多くの人々,特に海外の人たちとの交流は,自分（たち）の偏狭さ（専門医は井の中の蛙になりやすい！）を打開する手段となります.専門家は,常に自分の立ち位置をチェックして,横に逸れていかないようなバランス感覚を養うことが大事です.困ったら他人に聞く.今は世界中どこにでも瞬時にメールが届きます.

　私は現在,聖路加での修行を終え,北大病院で医学生の教育を担当しています.彼らは私が学生だった頃に比べると相当真面目で,大丈夫なのかと思うほどです.私の執務室にはラファエロのアテネの学堂の壁紙が貼ってあります(写真).ローマで,最も感銘を受けた絵です.ソクラテスにあやかり,少人数で遺伝性疾患の基礎から臨床応用まで,対話により学んでもらっています.これは面白いです.教育はやはり双方向がよいです.学生たちの真っさらなキャンバスに今後,どのような作品が描かれかと考えるのは楽しいです.

　この本は主に 2020 年に書きました.時あたかも,新型コロナウイルス感染症が勃発し,人間の世界に危機が訪れたのですが,おかげで時間が取れてこの本を執筆できたともいえます.もちろん,密を避けてのつまらない日々が招来されたのです

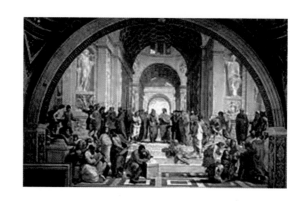

が，よいことはネット会議が進歩したことです．医学の講演会，研究会，各種会議がネットで行われるようになりましたが，患者会とのネット交流ができるのは面白いことです．聖路加には古くは「つくしの会」，最近は「リンクス」，東大医科研には「おひさまの会」と，私が関わっている親の会もいくつかありますが，メンバーがネットで繋がっていることは悪いことではありません．特に今，私は本州から離れて札幌に住んでいるので，ネットの恩恵は計り知れません．要は，道具というのは使い方次第ということでしょう．

　最後になりました．型通り，お世話になった人たちに感謝しようと思いましたが，その数が多すぎてちゃんとできるとは思えません．実は私の趣味はクラシック音楽で，家では一日中音楽が鳴っていますし，どこに住んでも家には何がしかのピアノが必要，さらに時間が許せばコンサートやオペラに行くという私の趣味的な生活を許容してくれた親きょうだいや家族に，まずは感謝です．次に聖路加でアマチュアオーケストラ「聖路加フィルハーモニー」（団長：石松伸一院長）を作り，ともに盛り上げてくれたメンバーに感謝です．人生とは，趣味があっての猛勉強・ハードワークだと思います．そして，今まで私に白血病を教え，導いて下さった人たち，協力してくださったあまたの人たち，そして聖路加，医科研，北大のみなさんに感謝します．最後に，辛抱強く編集の労をとってくださった中外医学社の上岡里織さんと上村裕也さんに謝意を表してこの小著の筆を置きます．

2021 年 3 月

真部　淳

JCOPY 498-22532

索引

小児白血病の世界
病態の解明から治療まで ©

発　行	2021年4月20日　1版1刷	
著　者	真 部　　淳	
発行者	株式会社　中 外 医 学 社	
	代表取締役　青 木　　滋	
	〒162-0805　東京都新宿区矢来町62	
	電　　話　(03) 3268-2701 (代)	
	振替口座　00190-1-98814 番	

印刷・製本 / 三和印刷 (株)　　　　＜ SK・HU ＞
ISBN978-4-498-22532-9　　　　Printed in Japan